U0397276

别丧！
不就是传染病

［日］石弘之 —— 著

万毅 赵一飞 —— 译

上海人民出版社

中文版序

致中国的读者们

　　2020 年，世界突然遭遇了新型冠状病毒流行暴发。在这么短的时间内，传染病就蔓延到世界各地，这是自约 100 年前的"西班牙流感"以来的第一次。这个新冠病毒开始流行起来的时候，因为是新的病毒传染病，各国都没找到能起决定性作用的对策，在决策上也只能左右摇摆不定。无论是美国、欧洲还是日本，都没能够顺利地实施行之有效的遏制对策，很多人都成了病毒的牺牲品。

　　中国最先遭受了新冠病毒的肆虐，之后采取了强力而有效的对策，让世界为之惊叹。

　　医学界权威的英国学术杂志《柳叶刀》发表社论说："中国迅速抑制新型冠状病毒蔓延给人留下深刻印象，并给其他国家树立了强有力的榜样。"此外，其社论还指出："中国早期发现感染者、跟踪接触者、限制人们的行动等这些积极的公共卫生措施，对控制感染扩大起到了有效作用，而且中国及时地建设了临时医疗设施，这在阻止医疗系统崩溃方面也发挥了极为重要的作用。中国的这些经验受到了全世界的高度关注。"

　　日本病毒学的第一权威、东京大学山内一也名誉教授高度赞赏道："从全世界来看，中国的研究人员的反应非常好，研究成果的信息共享和普及也做得非常棒。在新冠病毒的遗传基因的解明、病毒来自蝙蝠的推断、患者的临床症状和传染流行趋势的预测等方面,相继发表了内容详明的学术论文,并且及时公开了这些论文,任何人都能免费阅读。"

评论一贯辛辣刻薄的美国杂志《新闻周刊》也指出:"新型冠状病毒最初发生大流行的武汉市,先于世界其他城市解除了封锁。不仅仅是中国人自己,而且各国的公共卫生专家都称赞武汉封锁是成功的例子。"

2020 年 1 月,新型冠状病毒侵入日本的时候,由于信息不足,关于病毒感染力、毒性、蔓延的可能性等,专家们不知道详细情况而非常焦虑。我研究过传染病的历史,但是我当时也难以想象这种病毒会对我们有什么影响。

那时,幸亏中国陆续发表了相关研究论文。论文数量也远远超过了美国和英国。诸如及时查明新型冠状病毒的遗传基因序列,与 2003 年流行的同样起因于冠状病毒的急性严重呼吸综合征(以下简称 SARS)的关联性等方面。这些论文发布了极为重要的信息。

中国果断地决定封锁武汉市。武汉市拥有 1 100 万人口,其规模超过纽约。此后,城市封锁在湖北省全境扩大到 15 个城市。进一步地,彻底实施聚合酶链式反应(PCR)检查,建设隔离阳性者的专用设施,集中统一配置从全国各地驰援的医生和护士,利用应用软件追踪感染者的行动路径。这些措施成为之后各国防止新冠病毒扩散措施的范本。

在研究传染病历史的我看来,这次的新冠病毒是很难对付的对手。与过去发生的冠状病毒造成的传染病,SARS 和中东呼吸综合征(以下简称 MERS)相比,虽然死亡率较低,但是,有八成的感染者是无症状和轻症者,其传染性不可低估。所以还无法彻底看清其感染传播的状况和危险性。

进入 21 世纪后,世界经历了三种冠状病毒的大流行,几乎每隔十年就发生一次。恐怕今后也很有可能在病毒发生变异的同时反复发生流行。20 世纪是"流感的世纪",而 21 世纪将是"冠状病毒的世纪"！我有这样的预感。

了解传染病过去的历史,借鉴这次中国采取的措施中的教训,特别是成功的经验,与病毒继续战斗。此外,别无选择！在这个意义上,对世界来说,中国也是重要的存在。

石弘之

前　言

——"幸运祖先"的后代

大多数人相信,随着医学的发展,传染病迟早会被控制。1980年,世界卫生组织(WHO)宣布带给人类最大苦难遭遇的天花已被消灭;次年,日本宣布本国的脊髓灰质炎(小儿麻痹症)发生数为零。此时,这种期望达到了顶峰。

然而,具有讽刺意味的是,艾滋病取代了天花,以超出想象的速度扩散到地球的每一个角落。流感病毒也不断进化出"新型",使疫苗开发处于意想不到的困境。此外,埃博拉出血热、登革热和西尼罗河热等这些未曾有预防方法和治疗方法的新老传染病在流行,甚至应该是被抑制住的结核病也死灰复燃。

微生物寄生在人或动物等宿主体内,并在那里增殖,这被称为"感染"。其结果,宿主发生的疾病称为"感染症"。虽然"传染病""疫病"和"流行病"等词都在使用,但目前,除了农业和牲畜相关的场合,在日本的官方文件和机构名称中,几乎统一使用"感染症"(在中国统一使用"传染病",所以本译本中"感染症"和"伝染病"都译为"传染病"——译者注)。

我们的祖先在过去反复出现的传染病疫情中幸存下来,因而他们是"幸运的祖先"。我们这些"幸运祖先"的后代通过改善供水和污水处理、发展医学、普及医疗机构和诊疗制度以及改善营养等各种各样对抗手段，来和传染病作斗争。即使这样传染病仍然没被制服。我们已忘记了，导致传染病的微生物也是自40亿年前以来一直不间断地延续下来的"幸运祖先"的后代。在人类增强免疫力、加强防疫系统的同时，微生物也获得了与之对抗的手段。

人类接二连三地采取措施，从微生物来看是威胁生存的重大危机。就像人和疾病拼命战斗一样，它们也获得了对药物的耐药性，进化出强毒性的亚种，重新加入战斗。正好像是"军备竞赛"。

从动物行为学家理查德·道金斯（Richard Dawkins）的"自私的基因"学说来看，人和微生物完全一样，都是为了留下自己的遗传基因而致力于努力生存和繁殖。基因被称为满载过去遗传信息的"进化的化石"，人类已经初步解开了基因的秘密，从而越来越接近探明"军备竞赛"的历史和现实。在这本书中，我们将介绍这方面最新的研究成果。

传染病成为人类的威胁，是因为农业和畜牧业的发明使过度拥挤的群居部落发展起来，人与人之间、人和家畜之间紧密地生活在一起。流感、SARS和肺结核等流行病，要撇开这个拥挤的社会，是不可想象的。

为了满足对肉类需求的激增，鸡、猪和牛等肉类的大规模生产开始，家畜疾病向人类转移的机会大大增加起来。宠物热潮中的宠物主人也暴露在动物的病原体面前。为了建设农田和定居点，热带森林的开发迅速推进，使人与野生动物之间的界限变得模糊不清。因此，本来最初没有与人接触的具有强烈传染性的新兴传染病，一个接一个地出现了。

随着交通运输的发展，大规模和快速的移动成为可能，病原体可以被携带至很远的地方，而无需花费较多时间。每年全世界有超过10亿人出国，日本也有超过100万游客来访。艾滋病、宫颈癌和生殖器疱疹等性传播疾病一路攀升与性行为的变化并不是无关。换句话说，在这里"自然灾害"强化了"人为灾难"的方面。

全球性传染病的流行以大约 30 至 40 年的周期发生。然而，自
1968 年"中国香港流感"以来，40 多年来没有暴发大流行。借用物理学家
寺田寅彦（1878—1935 年）的名言，它"在被遗忘的时候就会到来"。

只要我们生活在地球上，就是不能完全摆脱地震和传染病的。地震
是地球诞生以来不断的地壳运动，传染病是生命诞生以来生物进化的一
部分。说 14 世纪的瘟疫也好，说 20 世纪初的西班牙流感也好，传染病与
人类历史密切相关。今后将继续产生影响。

对于占据地球上最强大地位的人类来说，微生物几乎是唯一的天敌。
同时，也是帮助人类生存的强有力的盟友。本书选择传染病并从环境史
的角度来探讨这相互交织的历史。读者若是通过本书能窥见这个肉眼看
不到的巨大微生物的宇宙，笔者甚感荣幸。

2017 年 12 月

石弘之

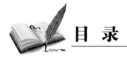

目录 CONTENTS

结核病和音乐

序章　埃博拉出血热和登革热——突发性疫情的影响

1. 与最强的传染病埃博拉出血热的新战争

死亡率为 90%

2014 年始于西非的埃博拉疫情蔓延，震惊了世界。这是自东日本大地震引发核电站事故之后，电视屏幕再一次被身着让人恐慌的防护服的人占满。

人类已经得到各种各样的警告：难以控制的邪恶病毒会引发大流行。然而，与核电站一样，人们还是理所当然地相信"安全神话"，忽视了必要的安全防护措施，从而被病毒击中了要害，以至于始于西非的病毒未能被成功地遏制在西非，而是流行到了纽约。

埃博拉病毒的传染性非常强，感染后出现的症状极为悲惨：内脏融化，血液从全身喷出，然后死亡。感染这种病毒的人，死亡率达到 90%。即使幸运地活下来，很多情况下也会留下严重后遗症，如失明、失聪和脑损伤等。尽管人类已经与各种传染病对抗并生存下来，埃博拉病毒的出现仍然意味着具有最强传染性的传染病与人类之间的一场新战争已经开始。

没有有效的治疗方案，只能靠隔离感染者和流行地区来控制疫情传播，除了等待别无选择。SARS 突然出现，很快蔓延到世界 30 个国家和地区。人类还会重蹈 SARS 覆辙吗？14 世纪令欧洲人口急剧减少的瘟疫还会再来吗？上个世纪初致使世界大战甚至无法继续的西班牙流感的悲剧是否会重演？虽然既往的疫情已经消退，但是新的疫情可能再发，可不能掉以轻心。

一些专家强烈声明，这种传染病的流行暴发有其必然性。近年来突然出现的"新兴传染病"绝大多数起源于与动物共生的病毒和细菌，属于"动物源性传染病"。例如，埃博拉病毒就被认为本来是与蝙蝠在热带森林深处共存的病毒。

然而，由于对热带森林的大规模破坏和定居点的突然膨胀，失去了住处的野生动物开始进入人们的生活区。虽然起初是进入热带森林的村庄和开垦地，但是这次病毒的手终于延伸到大城市了。而且，由于交通的发达，病毒可以在很短的时间传播到地球上的任何地方。

2014 年传染病暴发

世界卫生组织于 2014 年 3 月 25 日收到几内亚政府关于"埃博拉疫情在东南部四个地点发生"的报告。86 人被感染，59 人死亡。美国防疫工作核心机构——美国疾病控制和预防中心（CDC）派出了专家。然而，疫情没有停止的迹象，感染一直蔓延到首都科纳克里区域。报告发出一个月后，感染者人数增加到 242 人，死亡人数增加到 142 人。

专家调查发现，这一流行病在约四个月前就开始了。前一年的 12 月 6 日，一名两岁的男孩在几内亚南部城市盖凯杜死亡。这孩子被认为是疫情的"震源"（零号感染者），但感染途径尚不清楚。孩子们似乎经常捕捉和烘烤蝙蝠吃。在接下来的一周里，这孩子的姐姐、母亲和祖母因高烧、剧烈腹泻和出血而死亡。

该镇靠近利比里亚和塞拉利昂三国边境(图1)。它是非洲最贫困的地区。人们在三国之间来去自由。许多人从远方来参加了祖母的葬礼,用当地习俗清理了尸体,最后告别返回。这次葬礼之后,疾病迅速蔓延到周围的城镇。

　　5月,邻国塞拉利昂也出现了疫情。之后,在邻近的利比里亚,6月在首都蒙罗维亚也出现了感染者,感染爆炸式地蔓延开来。

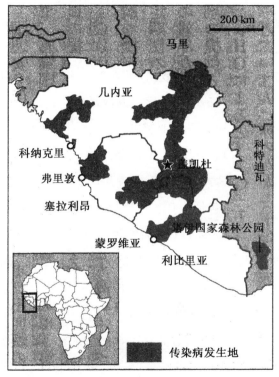

图1　埃博拉出血热的流行地示意图
(据美国疾病控制和预防中心发布的截至2014年7月20日的疫情数据)

超过1万人死亡

　　世界卫生组织宣布进入紧急状态。世界卫生组织总干事陈冯富珍(Margaret Chan)警告称,"这是我们遇到的最强大、最复杂、最难应对的传染病",并决定开展紧急援助以阻止这一传染病流行。

2014年9月,联合国安理会一致通过一项决议,认为埃博拉疫情的蔓延是"国际和平与安全的威胁",呼吁成员国取消对旅行者的入境限制,并提供紧急用品和人员援助,以防止受感染国进一步被孤立。

美国疾病控制和预防中心建议将警戒级别提高到最高级别3级,并劝告取消前往这三个国家的不必要的旅行。各国还采取了一些措施,包括加强检疫和隔离,限制前往流行地区旅行和出境,并停止定期航班。日本还制定了加强检疫和国内感染者出现时的对策等措施,宣布了相当于4 000万美元的资助,并提供日本企业开发的药物。

根据世界卫生组织公布的数据,截至2015年4月19日,利比里亚感染了10 212人(死亡4 573人),死亡人数最多。其次是塞拉利昂,感染12 267人(死亡3 877人),几内亚感染3 565人(死亡2 358人),尼日利亚感染20人(死亡8人),马里感染8人(死亡6人)。

据统计,包括疑似病例在内,感染者共计27 079人,死亡者为10 823人,死亡率为40%。这包括850名在流行地区实施救治时被感染的医疗卫生工作者(其中510人死亡)。然而,因为没有治疗方法,许多人即使被感染也不去医疗机构。此外,由于混乱,很难给出病人的确切数量,实际感染者和死者人数很可能大大超过前述的数字。

随后,英国诺丁汉大学的病毒学家乔纳森·鲍尔教授等人的研究表明,仅占全体病例3%的感染者导致了61%的人被感染。换句话说,仅感染了很小部分人的强毒性病毒,引发了第二次感染,导致疫情的暴发。

迄今出现过感染者的国家有包括塞内加尔在内的五个西非国家,以及美国、英国和西班牙,共计八个国家。

美国疾病控制和预防中心是美国防疫工作的核心机构,它宣布,利比里亚和塞拉利昂的疫情正在好转,但几内亚的疫情仍在不断反复,还不能掉以轻心。

病毒飞往欧美

在利比里亚,援助组织派往当地的美国医生和传教士被感染,后被送回美国接受治疗。英国护士也发病了。在热带森林气候中,温度超过30 ℃,湿度达到90%,长时间穿防护服近似于接受酷刑。

此外,一名尼日利亚男子在从利比里亚飞往尼日利亚的飞机上发病,在拉各斯机场着陆后住院,但在隔离病房死亡。之后证实,参与治疗这名男子的一名尼日利亚护士死亡,而且与病人接触过的医生和其他人员当中,也有五人被感染。

在美国发生的第一个病例是一名利比里亚男子,他在潜伏期间通过了机场检疫而进入美国。第一次就诊时医生诊断他的病情很轻就回家治疗,但他的病情恶化了。四天后,他被隔离在得克萨斯州达拉斯的一家医院里。随后该名男子死亡,在隔离区接触过的两名护士被感染致病。

此外,一名美国男性医生从西非几内亚返回美国,因声称发烧在纽约一家医院等待住院治疗,随后被确诊为埃博拉出血热。该医生是"无国界医生"组织的成员,在几内亚参加了救治病人的活动。

在欧洲,有四人因疑似被感染而在西班牙被隔离,其中两人是西班牙传教士,他们在当地受到感染,然后回国接受治疗,两人后来都在马德里的一家医院死亡。进而,为他们提供护理的两名西班牙女护士也被感染。另外,在德国也发现了三名感染者,其中一人是在利比里亚开展活动的联合国男性工作人员,入住莱比锡的一家医院医治无效后死亡。

对世界卫生组织的批评

世界卫生组织将埃博拉疫情指定为六个级别(六个级别分类,见表1)中的"第5级"。然而,因为这些措施没有及时发布、没有事先起到作用,批评都集中在世界卫生组织身上。世界卫生组织工作人员编制的世界卫生组织内部文件被披露出来,导致火上加油的结果。此文件指出,导致早期传播对策失败的起因是"官僚主义""官员疏忽"和"缺乏信息"等。

表 1　世界卫生组织的警戒级别（据日本国立传染病研究所官方网站图片制成）

警戒级别	状　态	
大流行（Pandemic） 前期 动物中有新的亚型 存在，但没有人感染	人感染的风险低	第 1 级
	人感染的风险较高	第 2 级
大流行警报期 新亚型病毒导致 人感染发生	尚无人传人感染或只存在极其有限的人传人感染	第 3 级
	有证据显示人传人感染在扩大	第 4 级
	有证据显示存在相当数量的人传人感染	第 5 级
大流行期	确认存在快速持续的人传人感染	第 6 级

　　在早期就实施救援活动的"无国界医生"组织在 3 月底向全世界发出了警告。而世界卫生组织于 8 月才宣布进入紧急状态。人们会怀疑世界卫生组织因在 2009 年 H1N1 流感发生时受到了教训，这一次才如此反应，也是很正常的。2009 年甲型 H1N1 流感的流行初期，世界卫生组织宣布了最高级别的"第 6 级"的警戒，然而当时结果是弱毒性流感，并没有发生大流行。世界卫生组织的错误判断遭到了谴责。

　　事实上，在宣布进入紧急状态后，各国竞相进口大型制药公司的疫苗，但大多数最终都浪费掉了。虽然日本花 320 亿日元进口了 2 500 万份疫苗，但 1 600 万份最终被丢弃，800 万份通过支付 90 亿日元的违约金而取消了订单。制药公司获得了巨大的利润。欧洲委员会还组织了一个特别委员会，来调查世界卫生组织和制药公司之间有否勾结。

扩散的混乱

　　在担心感染蔓延的国家中，越来越多的国家限制与流行地区的人员往来。在美国，反对党共和党人呼吁禁止前往西非，而奥巴马政府则反对旅行禁令，因为限制人员和货物移动会导致经济恶化或加剧疫情蔓延。

在国会中,关于向当地派遣多达 400 名美军的计划,出现了反对的声音:"美国官兵面临感染风险,返回的舰船可能满载着被感染的士兵。"

在当地,还存在着对医务人员的不信任。利比里亚发生了一起事件,武装团体袭击了感染者的隔离设施,释放了 17 名感染者,并带走了设备和用品。在塞拉利昂,当医务人员准备采集血液进行检查时,发生了骚乱,医疗队遭到袭击,造成两人死亡,十人受伤。

在几内亚,当医疗队在市场上喷洒消毒剂时,有传言说他们在播撒埃博拉病毒,因此,居民和安全部队发生冲突,造成至少 55 人受伤,并导致当局发出了宵禁令。

流行始于 20 世纪 70 年代

1976 年 6 月 27 日,在东非的苏丹(现为南苏丹,图 2)的恩扎拉,一个在工厂仓库当班的男子在 39 ℃的高温下倒下,十天后全身流血而死。他购买并食用了在市场上作为食用肉类出售的蝙蝠,这被认为是原因。之后,他被诊断出是患有埃博拉出血热。这个男人是埃博拉病毒的真正的"零号"感染者。

不久,他的家人和同事身上出现了同样症状。许多病人涌向附近的玛丽迪诊所。在仅仅三个月内,有 284 人发病,其中 151 人死亡,死亡率高达 53%。人们不寒而栗。

到 9 月 1 日,病毒也传染到埃博拉河对岸的刚果民主共和国(当时是扎伊尔)。第一个病人是 44 岁的学校教师。他被送往比利时特派团的延布克诊所,被诊断为疟疾,并注射了抗疟药物。然而,由于注射器没有消毒,感染也从注射器中传播开来。

最终,有 318 人发病,其中 280 人死亡。四周后,17 名诊所工作人员中有 11 人死亡,诊所被迫关闭。死亡率进一步上升,达到 88%。显而易见,这是一种烈性的传染病。

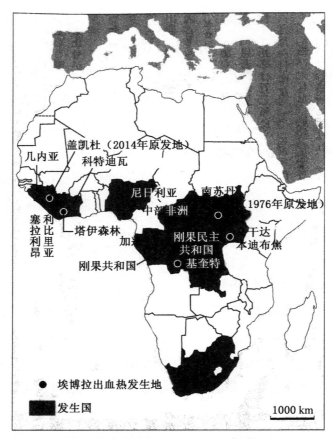

图 2　埃博拉出血热的流行地示意图
（1976—2014 年，据世界卫生组织的公开资料）

之后，这一传染病销声匿迹了一段时间。但在 1994 年，它又在西非的加蓬和中非流行起来。统计表明，有 451 名发病者，其中 351 人死亡。1995 年，在距离刚果首都金沙萨约 300 公里的基奎特地区有 315 人死亡。

在 2000—2001 年，在乌干达有 425 人发病，其中 224 人死亡。从 2001 年到 2013 年，刚果民主共和国（前扎伊尔）、刚果共和国、乌干达和尼日利亚等地暴发了间歇性疫情。在过去的 38 年里，非洲发生了 19 次集体感染。

因为该病的流行地区有条河名为埃博拉河,所以该病被命名为"埃博拉出血热"。其导致的死亡率很高,以前从未有经历过50%—90%的死亡率的流行病。

2004年,在俄罗斯西伯利亚的前苏联生物武器研究所,一名女科学家由于失误将一个装有埃博拉病毒的注射器插入手指而感染死亡。这偶然的事件表明前苏联曾把该病毒作为生物武器在研究。

新的突变病毒

埃博拉病毒致病是突发性的,病人会出现从发烧、发冷、头痛、肌肉疼痛、食欲不振等流感症状,到诸如呕吐、腹泻和腹痛等消化道症状。病情进一步恶化的话,会出现口腔、牙龈、结膜、鼻腔、皮肤、消化系统等全身出血、吐血,以及从肛门流血等。病人只有在出现症状之后,才具备传染他人的能力。

病毒主要通过血液和排泄物传播。这就是同住者和医务人员的感染率很高的原因。此外,从汗水和唾液中也检测出病毒。

埃博拉出血热病毒是一种细长的RNA病毒,属于丝状病毒家族,非常接近马尔堡病毒。已经发现了各种形状的病毒,如线状、U字形、弹簧形状等。

到目前为止,已经确认了五种亚型的病毒,分别以发现地点的名字命名:塔伊森林型(科特迪瓦)、苏丹型、扎伊尔型(现刚果民主共和国)、本迪布焦型(乌干达)和雷斯顿型(美国弗吉尼亚州)。

通过观察基因可知,丝状病毒的同类估计在大约一万年前出现。在700—850年前演化出埃博拉病毒和马尔堡病毒(终章),大约50年前在非洲又演化出埃博拉病毒的四种亚型。只有雷斯顿亚型起源于亚洲。

毒性特别强的是扎伊尔亚型,致死率达到90%。过去造成十人以上死亡的疫情的六成都与它相关。顺便说一下，苏丹亚型的致死率约为50％，塔伊森林亚型的暴发是罕见的。本迪布焦亚型2007年12月在乌干达西部的本迪布焦流行，149人感染，其中37人死亡（死亡率为25％）。

1989年，作为实验动物从菲律宾出口到美国和意大利的食蟹猕猴大量死亡，以此为契机，发现了雷斯顿亚型。在弗吉尼亚州雷斯顿的实验动物检疫机构黑兹尔顿研究所，六名工作人员曾被感染，但没有发病。在随后的调查中，发现这是对人无害的亚型。

该研究所位于首都华盛顿附近，因为"埃博拉疫情登陆美国"，曾一度引起轰动。理查德·普雷斯顿（Richard Preston）所写的恐慌小说《血疫》（*The Hot Zone*）就以这一事件为蓝本。后来，这部小说被拍成电影。

感染源是蝙蝠吗？

埃博拉出血热病毒的自然宿主很可能是热带森林中以野果为食的蝙蝠（图3）。为了找到埃博拉出血热病毒自然宿主，位于加蓬的弗朗斯维尔国际医学研究中心（CIRMF）研究了数以万计的可能的野生动物。结果，在狐蝠科的三种蝙蝠中发现了病毒的基因和抗体。蝙蝠是携带100多种病毒的臭名昭著的"搬运工"。

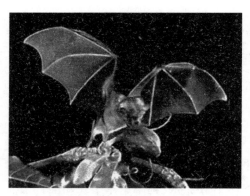

图3　被认为是埃博拉病毒自然宿主的果蝠

在埃博拉病毒流行地区，人们有食用蝙蝠的习惯，且有可能直接被蝙蝠感染病毒。另一种可能是，它通过灵长类动物（如从蝙蝠到大猩猩）将病毒传染给人们。一般认为，灵长类动物在吃蝙蝠咬过的掉落地上的水果时，从其附着的蝙蝠唾液中感染上病毒。

在埃博拉疫情流行的地区,灵长类动物和其他野生动物通常被称为"丛林肉"(Bushmeat,第九章),经常被人们食用。狩猎、屠宰或食用了被感染的这些动物的当地居民很可能就感染了病毒。

2001年刚果共和国(刚果民主共和国的邻国)暴发了这种流行病,有65人感染埃博拉病毒,53人死亡。与此同时,在刚果共和国东北部奥扎拉国家公园的大猩猩保护区,八个家庭139只低地大猩猩消失了身影。这个国家公园以低地大猩猩的数量多而闻名。第二年,弗朗斯维尔国际医学研究中心从四只大猩猩和两只黑猩猩的尸体中分离出了埃博拉病毒。

据德国马克斯·普朗克研究所的调查,估计在2002年至2005年之间,大约有5 500只大猩猩死亡。大猩猩和黑猩猩不是病毒的自然宿主,它们被认为像人一样被感染。

此外,在2007年至2008年间,在菲律宾马尼拉的养猪场等相继有许多猪死亡。美国疾病控制和预防中心的一项调查证实,它们感染了雷斯顿亚型的病毒。这是首次确认家畜感染。养猪场的一名员工也感染了病毒,但没有发病。在随后的调查中,除了灵长类动物和猪外,还发现病毒也感染了绵羊、豪猪和狗等。

森林砍伐引起的病毒

为什么这种可怕的病毒来自非洲的内陆? 在非洲和拉丁美洲等20多个国家开展活动的保护生物多样性科学家组织"生态健康联盟"的副主席乔纳森·埃普斯丁警告说:"75％的新兴传染病起源于动物,因森林被砍伐而失去长期生息地的动物被迫进入人类居住的村庄,同时开始传播病原体。"

过去埃博拉疫情的很大一部分发生在热带森林中的人群定居点。然而,在几内亚的内陆地区,由于人口激增,森林被砍伐,定居地和农田也扩散开来。一直悄无声息地生活在森林深处的蝙蝠可能因为其栖息地的破坏而被赶了出来，并传播了埃博拉病毒。

在电影《极度恐慌》中，非洲的魔术师引用了这句话："当一个人在人们不应该接近的地方砍倒树木时，神惊醒并发怒，作为惩罚把疾病给了人类。"

埃博拉疫情通常发生在大规模自然破坏之后。例如，加蓬是锰矿和铀矿等地下资源的宝库。1994年加蓬的疫情就发生在金矿开发中大片森林被毁后不久。

塞拉利昂国土的大部分曾经被热带森林覆盖，如今只剩下4％的国土还是森林，甚至所有森林消失只是时间问题。利比里亚剩下的热带森林不到20％，森林的伐木权很多都被出售给了海外公司。

笔者以前研究过科特迪瓦的塔伊国家公园。未受破坏的热带森林被保留下来，这里是诸如小河马和黑猩猩等被指定为濒危物种的稀少动植物的宝库，入选世界自然遗产。然而，看到刀耕火种开辟的田地像虫蛀一样蔓延的情景，笔者惊呆了。

过去40年来，在撒哈拉以南边缘的萨赫勒地区，如邻近的马里和尼日尔，一再遭受严重的干旱。逃离那里的饥饿难民进入国家公园，靠违法的农业活动来维持生计。就不难理解为何在这里，已经发生"塔伊森林亚型"的埃博拉病毒感染。

特别是，近年来，中国已超过美国成为非洲最大的贸易国。非洲出口的九成是原油和木材等自然资源。埃博拉病毒的发现者之一，伦敦大学的彼得·皮奥特教授宣称，鉴于中国与非洲的密切关系，埃博拉病毒在任何时候被带入中国都并不奇怪。

开发集中在野生动物生存的森林地带。大猩猩和黑猩猩的栖息地面积已经大大减少，但栖息地的密度正在上升。此外，该地区人口从农村地区到城市地区的移动规模越来越大，病毒的遏制也越来越困难。

空气传播的可能性

2014 年的大流行是由扎伊尔亚型引起的,但这种从 20 世纪 70 年代传播至今的亚型开始发生了突变。以前潜伏期是大约 7 天,但现在,最长达到 21 天,变得更长了。致死率从 90％下降到 60％左右。

埃博拉病毒很容易发生突变。得克萨斯大学的一项研究显示,与十年前在塞拉利昂采集的病毒相比,在基因中有 395 个地方已经发现了突变。据说,突变的速度是禽流感病毒的百倍。

治疗过埃博拉出血热病人的埃默里大学医院等的基因分析证实,埃博拉病毒通过突变获得入侵人体的熟练技能。

一方面,埃博拉病毒以"糖蛋白"为钥匙,通过插入人类细胞表面键孔的受体中而进入细胞。另一方面,细胞一方也试图通过动员免疫系统来防止入侵。通常,病原体在这里被击退。

然而,埃博拉病毒首先将"诱饵"糖蛋白送入血液,吸引免疫细胞,趁机使病毒进入细胞。研究人员认为,这种技能正是病毒迅速蔓延的理由。

传统的亚型病毒只在局部地区流行就被遏制的原因,可包括潜伏期短、症状出现迅速、致死率高、感染蔓延的时间不长。然而,由于突变导致潜伏期的延长和死亡率的降低,病毒在感染者体内存活的时间更长,而且通过长途跋涉,使感染也蔓延到大城市。

通常认为,除非直接接触受感染的人或动物的血液和体液,埃博拉出血热是不传染的。西非的疫情扩大似乎也是因为有在埋葬死者时接触尸体的习惯。

然而,一些专家警告说,因为突变,我们就不能排除空气传播的风险。两名护士在美国达拉斯的一家医院治疗一名利比里亚男子,尽管穿着严密的防护服,以防止与病人的直接接触,还是被感染发病了。在此之外,也有不少医务人员穿着防护服还被感染的例子。

传染病研究权威、美国明尼苏达大学传染病政策研究所所长迈克尔·奥斯特霍尔姆(Michael Osterholm)说,"这是我40年研究生活中第一次遇到的强大的病毒",这种病毒也许会变异,使空气传播成为可能。1989年在美国出现的埃博拉雷斯顿亚种就存在猪到猴子的空气传播的先例。

在14世纪大流行的鼠疫(第三章),在此之前只有通过跳蚤的吸血传播的"腺鼠疫"。但是在反复发生突变的过程中出现了通过空气传播的"肺鼠疫"。通过空气传播的传染病,如流感和麻疹,很容易发生大流行,因为它非常有效地传播感染。特别是,在非洲因为人口在过去40年增加了三倍,人的移动也越来越频繁,如果出现空气传播,它可能成为难以想象的灾难。

希望之光

2014年10月17日,世界卫生组织宣布塞内加尔和尼日利亚埃博拉疫情的结束。在尼日利亚,有20人感染,8人死亡,但是,42天内没有出现新的感染者,这是最长潜伏期的两倍。

法国卫生部宣布,在利比里亚感染埃博拉的妇女已经痊愈,并出院。治疗这名妇女的药物包括由富士胶片控股旗下的富山化学工业株式会社开发的抗流感药物"法匹拉韦"。

此外,当两名在利比里亚提供医疗援助的美国医生被感染时,一种由一家美国公司开发的试验阶段药物"ZMapp"被使用。在利比里亚感染的西班牙传教士也接受了这种药物治疗,却死亡。

目前还不清楚这种药物是否有效,但上述美国医生的严重症状已大为改善。然而,这两种药物尚未大量生产,优先给谁使用有限的库存,以及如果副作用造成损害该如何界定责任,这些问题还未明确。然而,人们已被逼到不得不使用这些药物作为"紧急避难"的地步。

2. 登革热从市中心开始流行

原因是白纹伊蚊

根据美国兽医协会的一项调查，致人死亡最多的野生动物是"蚊子"。毒蛇、鲨鱼、熊等被排位在后面，蚊子保持了"十大危险动物"的榜首位置。每年有100万人被蚊子携带的会导致诸如疟疾、登革热和黄热病的微生物杀死。英雄亚历山大大帝败给一只蚊子而死于疟疾。细菌学家野口英世也因黄热病倒下。

2014年夏天，登革热发生在东京都市中心的代代木公园。当人们刚刚意识到时，它就已经迅速蔓延到全国。

> 每天的/散步都在犹豫着/蚊子的恐惧（作者：米衣子）
>
> 比瘙痒/更焦虑的/昆虫的叮咬（作者：海）

诸如此类的川柳诗句也出现在网上。

登革热的病因是病毒主要经埃及伊蚊及白纹伊蚊的传播。如果蚊子携带登革热病毒，当蚊子叮咬时，病毒会随着蚊子的唾液进入人体并使其感染登革热。另一只吸了这个感染了病毒的人的血的蚊子又去叮咬另一个人，病毒就在"蚊子→人→蚊子"的循环中传播开来。

日本国立传染病研究所的一项调查追踪到的早期病例，有2014年8月在代代木公园练习舞蹈的一名年轻人。在公园举行的商业电视节目捕虫环节的户外拍摄中露面的年轻艺人也因高烧而被诊断为登革热。该研究所从公园内采集的蚊子身上检测出了登革热病毒。此前，自1945年以来的70年间都没有日本国内的感染记录。

对目前确诊的所有患者的病毒基因进行调查后发现，这些基因完全与去过代代木公园周围或新宿中央公园的患者所携带的病毒基因一致。由此可见，疫情的源头只有一处。没有感染者有出国旅行史。

此外，在国外旅行时感染的人每年大约有 100 至 200 人。许多人在印度尼西亚巴厘岛被感染。有观点认为，因为登革热不会直接人传人，所以这次是在海外遭感染的某人在代代木公园附近被蚊子叮咬吸血，然后从这只蚊子传播开来。

那之后，感染者一个接一个地增加，截至 2014 年 10 月 15 日，向北扩散到青森县，向西扩散至高知县计 19 个都道府县，感染者总数达到 159 人。然而，据说没有重症病人。各地采取紧急措施，如关闭公园、喷洒杀虫剂、暂停聚集活动或控制献血行为等。商店的驱虫喷雾剂一销而空。

日本登革热

日本过去，从 1942 年到 1945 年在第二次世界大战期间，登革热在神户、大阪、广岛、长崎等地流行，病人达到 20 万人。这是从东南亚回来的复员军人携带回国的流行病。

当时，在京都大学医学院从事登革热病毒研究的堀田进先生（后来是神户大学医学院教授），从 1943 年长崎登革热流行的患者的样本中，世界上首次成功地分离出病毒。

登革热主要通过两种类型的蚊子传播：埃及伊蚊和白纹伊蚊。据说，埃及伊蚊的栖息地已经确认是在熊本县天草地区和琉球群岛，但是，自 20 世纪 70 年代以来，埃及伊蚊一直没有被捕捉到，目前认为在日本国内已没有分布了。

登革热有各种症状。当笔者在泰国感染时，突然发生高烧，引起关节疼痛和头痛，特别是眼睛的深处也疼痛起来。这是典型的疼痛症状，因此被诊断为登革热。之后，上半身出现湿疹，但大约一周后就消失了。

然而,在感染登革热病毒后,也有突然变成重症的"登革热出血热"的情况。其特点是,当发烧开始消退回到正常体温时出现症状。犹如出血热的名称所示,10%—20%的病例表明有注射疤痕出血,鼻血,血便,吐血,肛门流血等症状出现。

在20世纪50年代,这类症状首先发生在菲律宾和泰国。之后,在东南亚和拉丁美洲患者持续增加。若发展为重症,死亡率约为5%,每年约有2万人死亡,这特别是婴儿死亡的主要原因。

从日本出口的登革热病毒

在日本,登革热是一种"进口疾病",但日本也可能成为该病的"出口国"。2014年1月,德国卫生部的罗伯特·科赫研究所联系了日本厚生劳动省,宣称"一名51岁的德国妇女,在前一年8月下旬前往日本各地旅行,回国后患上了登革热"。不过,据说大约一周后她就出院了。

她声称在山梨县笛吹市被蚊子叮咬,但日本专家研讨后也无法确定感染地点。然而,从潜伏期来看,在日本感染的可能性是不可否认的。不过,有一种观点认为,这名患者在赴日前已患病,只是之前被忽略了,因为能检查登革热的医生很少,而且是轻微的症状的话,经常被误认为是感冒的症状。

在美国,20世纪70年代后期,登革热的流行显现出来。原因是进口的二手轮胎。美国从日本等进口了大量二手轮胎。日本的旧轮胎出口量是世界一流,每年出口1 000万个。在各国的工厂都把旧轮胎贴换上新的胎面作为再生轮胎出售。

特别是,得克萨斯州休斯敦是世界上最大的再生轮胎生产地,货船一艘接一艘地运送来旧轮胎。在20世纪80年代初,抵达再生工厂的轮胎中淤积着水,蚊子的幼虫在污水中蠕动,其卵黏附在轮胎内壁。谁也没有注意到这一现象。

美国疾病控制和预防中心进行了彻底的跟踪调查，得出的结论是，从日本轮胎中潜入的蚊子携带了登革热病毒，导致美国南部地区出现零星的登革热疫情。

全球流行病

在 20 世纪 70 年代之前，登革热的流行国家只有九个。现在蔓延至 100 多个国家。登革热在热带和亚热带地区，特别是在东南亚、南亚、拉丁美洲和加勒比海地区长期流行，近年来几乎遍及全球。

根据世界卫生组织成员国的报告，在 2008 年，患者人数为 120 万人；在 2010 年变成了 230 万；在 2013 年，仅南北美洲大陆就达到 235 万人，其中约 3.8 万人患上重症登革热出血热。

这份报告只是冰山一角。世界卫生组织估计，全世界每年约有五千万至 1 亿人受到感染。重症住院的病人每年达到 50 万人。世界上有 25 亿至 30 亿人生活在登革热的危险区。日本也属于危险区。

多达九成的登革热发生在亚洲，如菲律宾、越南、老挝和马来西亚。

在菲律宾，2013 年的病人数超过 16 万人，死亡人数超过 500 人。

在马来西亚，以人口稠密的雪兰莪州为中心，登革热病例也急剧增加。截至 2014 年 8 月底，感染者人数为 6.8 万人，死者人数超过 130 人，感染人数是去年同期的 6 倍。

感染人数和死亡人数激增的原因可能是毒性很强的登革热病毒"2 型"的流行，以及密集性暴雨比往年更多、蚊子更容易滋生的天气条件。

中国广东省卫生官员宣布，截至 2014 年 8 月底，该省已确认 145 名登革热患者，超过前一年的病人人数。据说，虽然有 3 人病情严重，但尚未有死亡病例。在台湾，在 2014 年 1 月到 10 月大约有 4 000 人被感染。

在欧洲有地区出现病例。2010 年在法国和克罗地亚也出现了患者。2012 年，葡萄牙领地马德拉群岛发生了超过 2 000 人感染的大流行。由于这是一个很热门的旅游目的地，游客把病毒带回了自己的国家，感染在十个国家暴发。

起源不明的神秘病毒

"登革热"一词的起源有不同的说法。一种起源说认为，在东非使用的斯瓦希里语的 kadinga pepo 一词是其语源，据说其意思是指由恶魔引起的癫痫发作。有一种说法认为，被送到西印度群岛的非洲奴隶称这种疾病为"丹迪热"，"登革热"便起源于此。据说，发病时因疼痛，手脚变得不灵便，行走姿态做作、不自然，看起来就很"丹迪"（dandy）。

登革热在 20 世纪 80 年代几乎同时在亚洲、非洲和北美流行之后，英语称其为 break-bone fever（骨折热），因为伴随剧烈的关节疼痛。

这个疾病的命名者是美国开国元勋之一，本杰明·拉什（1746—1813 年），也是《独立宣言》的签署者。他也是一位医生、作家和教育家。1780 年，这流行病已经蔓延到费城，他用这个名字命名了这个疾病。他在报告中写道："伴随发烧的痛苦是强烈的。疼痛会击中头部、背部、四肢，有时还有眼球。"

登革热病毒是属于与日本脑炎病毒相同的黄病毒家族的病毒，分为四种血清型（1 型、2 型、3 型、4 型）。例如，如果感染了 1 型，那对于 1 型的病毒被认为是可获得终身免疫，但对其他血清类型的免疫力在几个月内消失，然后会感染其他类型。从基因的突变看，分化出四种血清类型是在大约 1 000 年前。

在 20 世纪 70 年代，只有东南亚出现四种登革热病毒。然而，现在，在世界流行的地区，所有类型都可发现。在 2013 年以后，毒性更强的 2 型增多起来，这更促进了病毒的全球流行。

在中国晋代（265—420 年）的医学书籍中，有一则被认为是登革热的记载。尽管自古以来已经被发现知道，这仍是一个基本上未被了解的神秘病毒。至今为止，病毒的起源尚不清楚，除了人之外，是否存在其他可能被感染的动物也不得而知。

美国宾夕法尼亚大学的埃迪·霍尔姆斯（Eddie Holms）教授提出了这样的假设：本来在非洲只是寄生于蚊子的病毒，突然变异并感染了人类。

黄热病、西尼罗河热、日本脑炎、裂谷热和虱子传播性脑炎病毒等高传染性病毒属于黄病毒家族，其中大部分是由节肢动物（如蚊子和虱子）传播的，因此也称为阿尔博病毒（节肢动物传播病毒）。有一百多个物种在传播疾病给人类。

法国制药公司研制的疫苗最早可以在 2015 年投入使用。在亚洲进行的实验中，疫苗对登革热的预防作用仍然约为 57％。特别是对恶性的 2 型病毒更是低到 35％。目前的情况下，避免接近可能有蚊子的地方，清扫干净周边环境，用杀虫剂清除蚊子，除此别无选择。

压倒异种的白纹伊蚊

众所周知，白纹伊蚊（白纹伊蚊和埃及伊蚊的中文俗称为花蚊——译者注）（英语中的 tiger mosquito，即虎斑蚊）的雄性精力充沛。这种蚊子有黑色和白色的条纹图案，肉眼清晰可见，这确实会让人想起老虎（图 4）。进入一个新的土地的虎斑蚊子，不仅与同种蚊子，而且与别的种类的雌性一个接一个地一块交配。当然，因为异种交配，

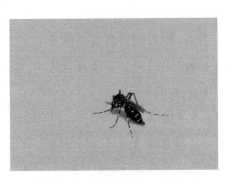

图 4　白纹伊蚊（PIXTA 供图）

是不产卵的。

然而，由于蚊子的习性，一旦交配的雌性再也不能交配了。总之，当白纹伊蚊（虎斑蚊）入侵新地方时，与其交配的原住民类型的蚊子无法繁

殖，当地的原种蚊子很快就被新来种类所取代。

埃及伊蚊，以同样的方式传播病毒而令人恐惧。曾经生息在西日本，在大战期间的 1944 年，在天草群岛异常地出现。然而，它们被白纹伊蚊（虎斑蚊）席卷而消失了。自 20 世纪 70 年代以来，在世界其他地方白纹伊蚊（虎斑蚊）都压倒了埃及伊蚊。

即使凶猛如蚊子，毕竟是一种昆虫。像蝴蝶一样，它的主要食物是花蜜和腐烂的水果的糖分。只有产卵前的雌性蚊子才吸血。它们吸取营养丰富的血液，为产卵做准备。这时，它们吸走血液，留下病毒。

当雌性蚊子叮咬感染者时，病毒通过蚊子的消化道进入中肠，并在这里繁殖。然后，当其他人被此蚊子刺扎叮咬时，病毒随唾液一起传送进人体。对这些蚊子来说，传播疾病并不是它们本来的目的。

过去曾认为，在日本，白纹伊蚊的活动期是到每年 10 月中旬，不能过冬的。但是，在 20 世纪 40 年代，连续三年发生了疫情。不能断定它们无法持续地传播。

人是流行的帮凶

登革热开始全球流行，至今还不到半个世纪。这种突然暴发的原因之一是人们创造了一个容易产生白纹伊蚊的环境。半个世纪以来，世界人口正处于爆炸阶段。随着人口密度的增加，"蚊子→人→蚊子"的传播循环开始变得更快。

再者，我们需要考虑全球变暖的影响。据日本环境省称，传播登革热的白纹伊蚊的分布与地球上年平均气温超过 11 ℃的地区分布基本一致。1950 年，福岛县和茨城县之间的边界是北边界。它蔓延到从秋田县北部到岩手县。2010 年，在青森县首次确认。

环境省的一份报告总结了全球变暖的影响，并介绍了"到 2100 年，白纹伊蚊的分布地将扩大到北海道"的预测。虽然这不会立即引起登革热疫情的发展,但风险将会增加。

此外,适合蚊子的繁殖环境也增加了。就在身边附近,有许多积水的地方,如铺路孔沟,花盆的托盘碟子,堵塞的雨水管和死水沟渠等等。甚至只要有一汤匙水,伊蚊就可以产卵。过去人们在祭扫坟墓时,把十日元硬币放在花盒里,然后离开。铜离子在水中融解,而使孑孓不能存活。这些前人的智慧也没被继承下来。

高尔夫和徒步旅行等户外运动正在蓬勃发展,人与蚊子之间的距离越来越近。随着全球化,人和物的来去移动变得活跃起来,蚊子很容易被携带到远方。例如,在澳大利亚达尔文国际机场,对从印度尼西亚起飞的定期航班进行彻底检查,在一年内发现了 5 517 只昆虫,其中 686 只是蚊子。

第一部分

20 万年的地球环境史与传染病

第一章　人类与疾病的无休止的军备竞赛史

人类迁徙与病原体

近 20 万年前在非洲诞生的现今人类的祖先,在大约 12.5 万年前离开非洲大陆,进入阿拉伯半岛。这一时间比先前认为的要早几万年。这一学说主张,基于最近一年在阿拉伯半岛出土的最新研究,变得强有力了。之后,在 5 万至 6 万年前,再有部分人类从阿拉伯半岛迁徙到欧亚大陆,进而至澳大利亚大陆、北美和南美大陆。

迁徙之路想必异常艰险。穿过炎热的沙漠和寒冷的雪原,横渡看不见对岸的海洋,翻越崎岖的山脉,披荆斩棘地进入幽深的森林。迁徙移动的动机是什么呢?

是已经吃光身边的野生动物等食物,是被气候和环境的变化所驱逐,还是在与其他灵长类动物的竞争中败北而逃离? 也有研究者认为,在非洲也有多种近亲缘的灵长类动物,当时的人类祖先是为了避免它们的"动物源性感染"(第二章)而逃离非洲。

迁徙过程中,他们携带少量工具、武器和生活器具,将语言、技术、神话、音乐和信仰带到新的土地上。也无意地携带些同行者,如老鼠、蟑螂、血吸虫、虱子、跳蚤和寄生虫等小动物。此外,大量看不见的细菌、病毒、原生动物和霉菌等微生物寄生在人和动物身上,也发生了迁移。

大多数微生物是无害的，但也有些微生物具有"病原性"而导致疾病。例如，病毒同时具有生物和非生物的特性，可引起诸如流感、风疹和疱疹等许多疾病。

细菌，英语称为 bacteria，是一种单细胞生物，通过分裂繁殖。细菌多姿多彩，如幽门螺杆菌和结核分枝杆菌等。此外，原虫导致疟疾和阿米巴痢疾。其他已知致病微生物还有诸如导致脚气病的真菌、引发肺炎和恙虫病的立克次氏体菌体。

许多微生物的宿主，在狩猎时代从野生动物转移到人类，或在进入定居的农业生活后的时代，从牲畜转移到人类。不断开拓新土地的人类，为了适应气候和新创造的文化，就让身体不断地进化。从野生动物和牲畜身上移住到人体的微生物也随着宿主的进化而改变。

人与微生物的共同进化

人类从非洲的共同祖先开始，在进行各种各样的分化的同时也经历各种进化。这个过程可以描绘成有复杂的分枝的一棵树。同样，许多微生物也遵循进化和突变的过程，也可描绘成一棵进化的系统树。

本书中出现的"幽门螺杆菌""艾滋病""乳头瘤病毒""麻疹""水痘"和导致"成人 T 细胞白血病""肺结核"等病的病原性微生物都被认为是非洲起源的。它们是与人类宿主一起进化同时传播到世界各地的其病原性微生物的后代。

到目前为止，病毒被认为只是一个导致疾病的麻烦讨厌的东西。然而，一种 RNA 病毒的逆转录病毒（Retrovirus）将自己的基因融入到另一个生物体的基因中，也推动了生物体的进化。通常，基因从父母到孩子"垂直"移动，但病毒可以在生物体个体之间让基因"水平"移动。

人的遗传信息（基因组）在 2003 年全部被破译后发现，只有 1.5％的基因能够制造蛋白质，其中约占全体一半的基因来自病毒。其中许多是可自由移动的基因片段,称为"转座子"(Transposon)。在进化过程中,它潜入了人类的基因中,可能是过去曾肆虐过的病毒的残骸。

病毒的重要作用

生物体被认为通过将受感染的病毒的基因引入其自身的基因中来引起突变,使遗传信息多样化,从而促进进化。任何生物体,包括人类,都含有来自病毒的基因。这种基因不仅仅是一种宿居存在,而是起到了各种各样的作用。在医疗领域正在实际应用的基因编辑和基因治疗,就是让病毒作为载体(vector)将基因携带转移到其他个体的一种技术。

另外,病毒保护哺乳动物的胎儿的作用也被解明。胎儿的遗传特征的一半来自父亲,对母亲的免疫系统来说,恰似移植器官一样,是异质的。根据常理判断,通过母亲的免疫反应,胎儿应该是不能生存下来的。这长时期以来都是一个谜。

引起排斥反应的母亲的淋巴细胞被一块细胞组成的膜保护,而被阻止进入胎儿的血管。在 20 世纪 70 年代后,人们在哺乳动物的胎盘中发现了大量的病毒。1988 年,瑞典乌普萨拉大学的埃里克·拉森博士等人发现,这种细胞的膜是由体内的病毒制成的。换句话说,病毒掌控了人类生命的本质部分。

除此以外,海洋中还发现了大量病毒,并有可能与大气中二氧化碳的积累和云的形成有关联。与病毒的关系可以说已达到如果没有病毒的存在,就无法谈论生物进化和全球环境问题这样的程度(参见山口一也著《病毒和地球生命》)。

细菌作为物质循环的重要载体,将有机物分解转化为无机物。没有细菌,生态系统就无法存续。食物被丢弃后会发生"腐烂",这是物质分解的过程。然而,作为腐烂的结果,如果产生出有用的物质,就当作是"发酵"过程,这有助于生产重要的食品,诸如,从味噌、酱油到酸奶、奶酪,甚至面包和清酒。对人体来说细菌起着不可或缺的作用,在第四章的"幽门螺杆菌"一章中将详细介绍。

微生物的巨大家族谱系

到目前为止,已经发现了大约 5 400 种病毒和约 6 800 种细菌。然而,人们知道的这些只是其极小部分。美国哥伦比亚大学公共卫生学院的史蒂文·莫尔斯教授公布了这样的数据。印度狐蝠以携带各种病毒性疾病而闻名,从印度狐蝠身上发现了 58 种病毒。如果假定大约 5 900 种已知的哺乳动物分别拥有 58 种特定病毒,那么至少也会有 34 万种病毒存在。如果扩展到已知 6.2 万种脊椎动物来计算的话,其数量就是约360 万种。

虽然大多数与人无关,但有些细菌可以很好地潜入人体,并作为正常菌群与人共存。麻烦的是,即使它看似无害,也会间歇性地引发疾病,或突然获得病原性而使人生病。

病毒也寄生在植物的所有物种中。例如,感染梅树等的"李痘病毒"正在肆虐。当感染时,斑点会扩散到水果上,从而使商品丧失基本价值。东京都青梅市的"梅的公园"是赏梅的著名景点。感染曾在这公园蔓延,约 1 700 棵梅树被砍伐。

微生物也是农作物的主要敌人。可能有人曾有家庭菜园的黄瓜被"花叶病毒"肆虐的经历。此外,"香蕉枯萎病菌"(巴拿马病)正在全球传播,对生产国造成巨大损失。

任何细菌都有一种称为"噬菌体"的特有病毒寄生。换句话说,它是细菌的病毒性疾病。2008 年,在巴黎一栋大楼的冷却塔里发现了感染病毒的病毒。"只有病毒才不会感染病毒"的既定学说被打破了。

如果涉及所有生物,病毒的总数量可能超过 1 亿种。病毒在地下深处的洞穴、沙漠中、高山带、深海底⋯⋯从任何地方都可以找到。

至于细菌的总数量，就更不得而知了。2008 年参加美国细菌学会的 24 名一线细菌学家分别推算了细菌的总数量。回答 1 万种—10 万种的有 2 人，10 万种—100 万种的有 5 人，1 000 万种以下的为 9 人。剩下的 8 个人的答案是 1 000 万种或更多。

从 10 米长的绦虫，到直径一亿分之一米的病毒，都会寄宿在人体中。这些寄生生物可能从觅食的艰难困苦中解脱出来，成为地球上最成功的生物。

微生物和宿主的永恒对抗

对于微生物来说，哺乳动物的体内温度恒定而且营养也丰富，是再好不过的生存环境。它们试图以某种方式潜入和繁殖。然而，对于宿主来说，具有病原性的微生物是一个恼人的存在。当感染时，细胞可能受损或因营养被截取而衰弱，若基因组被改变，细胞可能癌化。

因此，宿主通过免疫来开发防御系统，试图消除微生物或软化它们。反过来，微生物巧妙地躲过宿主的攻击，紧紧黏住宿主而避免被驱出人体这舒适的宿居环境。

因此，结果是两者之间的关系最终以下面四种结局之一结束争斗。这与人类战争没有什么不同。

第一种，宿主在微生物的攻击中被打败并死亡。在这种情况下，微生物将与宿主同命运，除非它转移到其他宿主。这就是为什么致死率很高的非洲拉萨热（最后一章）和至今为止的埃博拉疫情，只在局部地区暴发后便被遏制下来。找不到病原体的传染病在过去流行，而且许多人死亡的记录被留存下来。这被认为是两者共同死亡的例子。

例如，从 15 世纪末到 16 世纪中叶，在欧洲各地暴发了几次"传染性发烧出汗疾病"。这种疾病导致患者在很短的时间内因高烧和大量的出汗而衰弱和死亡。据报道，伦敦的疫情造成了数千人死亡。虽然原因不明，但有说法认为是由不明病毒引起的肺炎（图 5）。

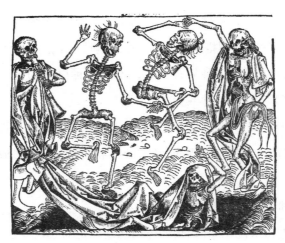

图 5 "死亡之舞"
（迈克尔·沃尔格穆特，铜版画，1493 年）

第二种，宿主的攻击成功，微生物被击败并灭绝。因有效的疫苗，已经消灭了天花。麻风病、小儿麻痹症和黄热病等疾病，都有望最终同样地被根绝。

第三种，宿主和微生物建立和平关系。在宿主体内，有大量的微生物（第四章）。它被称为"投机细菌"，因为它们"察言观色"，寻求与宿主共生共存，就像是一个在体制内对权力的走向老谋深算、老奸巨猾的政治家。

也有一种微生物，尽管通常很安静老实，但当宿主的免疫力下降时就开始露出獠牙。这称为"机会性感染"。不过，不少微生物也成为人体不可或缺的合作伙伴。

第四种，宿主和微生物各自加强防御，进行无休止的战斗。一旦感染水痘病毒，它就会永久潜伏在宿主的神经细胞中。即使看起来似乎是和人体和平共处，但当人们忘记的时候，它却恢复活力并引发带状疱疹等疾病。

"红皇后"效应

这种宿主和微生物之间的相互攻守关系可被比作军备竞赛。可能更接近反恐战争。人类一个接一个地开发新的方法来控制疾病。随着疫苗和抗生素等药物的开发,许多传染病被控制住了。特别是婴儿传染病的减少和死亡率的急剧下降,导致世界人口的激增和平均寿命的延长。

然而,尽管这样,人们日常仍受到感冒或腹泻的困扰,并且人受到如新型流感或风疹等突发性疾病暴发的威胁。微生物通过获得抗药性,巧妙地躲闪着人们开发出的新武器。宿主不得不进一步加强对抗措施。

这种像猫捉老鼠游戏一样的对抗被称为"红皇后效应"。这个皇后出现在路易斯·卡罗尔的《爱丽丝梦游仙境》中。爱丽丝被这样忠告:"听好,即使只是为了停留在这里,也必须拼命奔跑哟!"因为周围的风景也以相同的速度在移动,所以为了保持在同一个地方,就不得不继续全力以赴地奔跑(图6)。

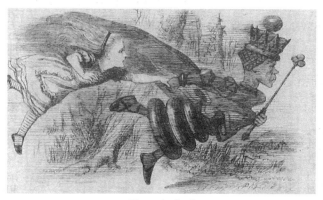

图6 红皇后
(《爱丽丝梦游仙境》原版插图,约翰·特尼尔,1872 年)

不管宿主具有多么出色的防御机制,也不会完全摆脱传染病,这恰似"红皇后"一样。为了保护自己免受病原体的侵害,作为宿主的生物就进化防御手段。对应地,病原体就破解宿主的防御手段而进化其感染方法。

然后,宿主进一步进化新的防御手段。只要生命存续,这种追逐就永远不会停止。如果比喻成棒球投手和击球手之间的关系,就很容易理解。

投手(病原体)寻找击球手(宿主)的弱点,并试图通过投出各种类型的球来击败击球手。反过来,击球手克服其弱点,努力应对新的球型把球击回去。

势头增强的耐药细菌

通过抗生素可杀死大多数细菌。但那些获得抗药性的细菌生存下来并开始繁殖生长。细菌产生使抗生素失效的酶,并改变其基因的结构,以抵御攻击。

特别是,考虑到人和微生物代际变化的时间和突变的速度,在这种抗生素和耐药性之间的相互追逐游戏中,微生物这边占绝大优势。人类代际变化需要大约 30 年,而大肠杆菌只要条件适合可每 20 分钟分裂一次。病毒的进化速度比人快 50 万—100 万倍。现存人类的历史最多也就是 20 万年,而微生物是存活了 40 亿年的强者。

这种抗药性的获得一般是通过所谓"从父母到孩子"的"垂直遗传"。但非耐药细菌从另一个细菌接收耐药基因,即"水平遗传",也是扩大耐药细菌力量的有力武器。当从青霉菌中发现的抗生素(即青霉素)在 20 世纪 40 年代投入使用时,它以戏剧性的药效被誉称为"魔法子弹",并算作 20 世纪最伟大的发现之一。

在著名的电影《第三人》(卡罗尔·里德执导)中,展现了在战后不久,人们疯狂地寻找这种特效药物的时代背景。著名演员奥逊·威尔斯扮演了因为此药供不应求而大发横财的地下黑道商人的角色。

以青霉素的发现为契机,各种抗生素相继被发现了。然而,几年后,令青霉素不起作用的耐药细菌出现了。微生物很容易地穿上了"防弹背心"。耐药细菌在这么短的时间内传播,很大程度上借助了水平遗传。

相互追逐仍在继续。一旦新的特效药物被制造出来,耐药细菌就会出现。有孩子的人可能有体会,小孩的急性中耳炎长时间不容易治愈,让人焦躁不安。这也是由于细菌对抗生素的耐药性增加的原因。

抗生素滥用警告

美国疾病控制和预防中心是美国政府防疫系统的核心，其在 2013 年发表了一份关于耐药细菌的令人震惊的报告。"保守估计，国内每年有 200 多万人感染对多种抗生素具有耐药性的细菌，至少2.3 万人死亡。"这已超过美国国内与艾滋病有关的死亡数。后者的死亡数大约是 1.5 万人。

这给美国社会带来的经济损失每年约为 550 亿美元。因耐药细菌感染而增加的医疗费用估计为 200 亿美元，经济损失估计为 350 亿美元。美国疾病控制和预防中心主任托马斯·弗里登（Thomas Friden）在报告中总结说，"如果这种情况继续下去，抗生素可能成为过去的遗物"。

面对抗生素滥用导致耐药细菌激增的现状，世界卫生组织在 2014 年也发出警告。在对 114 个国家的数据进行分析后得出结论：引发肺炎、淋病、尿路感染和败血症等病的主要七种病菌已经对抗生素具有耐药性，抗生素对其不再有效。

许多难对付的耐药细菌在医疗机构中被发现。其中最严重的是耐甲氧西林葡萄球菌（MRSA）。新闻中时有报道在医院和养老机构的集体感染。其真面目是正常菌群中的"金黄色葡萄球菌"，具有对抗生素的耐药性，感染老年人和免疫力下降的人。

因为对青霉素有耐药性的细菌出现，作为替代青霉素的药物，甲氧西林被开发出来。然而，在使用几年后，耐药细菌也出现了。

碳青霉烯类抗生素被认为是严重感染治疗的"最后王牌"，可是它无法杀死的肠道细菌（CRE）也出现了。根据美国疾病控制和预防中心统计，在过去十年中获得碳青霉烯类耐药性的肠道细菌的种类急剧增加，从 1.2％增加到 4.2％；特别只限于肺炎杆菌的话，是从 1.6％增加到了

10.4％。致死率非常高,达到 40％至 50％。

国立医疗机构大阪医疗中心于 2014 年 2 月向保健所报告称,已经发生耐药性肠道细菌的院内感染。据说,因为从多个患者检测到了四种以上耐药细菌,如肺炎球菌和大肠杆菌等,于是进行追溯调查发现,在过去三年间的住院病人中约 110 人感染过,其中两人死亡。

耐药性肠道细菌正在世界各地传播,医院内的污染正在蔓延,以至于有专科医生坦白地说,"即使自己生病了,也会害怕住院"。即使投入大量的研究费用,并研制出新的抗生素,但耐药细菌很快就出现。因此,制药公司在 1980 年以后失去了开发新的抗生素的热情。

世界卫生组织的一份报告说,"在许多发展中地区,抗生素和可乐饮料一样容易获得"。当笔者在非洲的内陆工作时,也多次看到一盒盒抗生素堆积在偏远的村庄的诊所里,居民们未经许可在随意使用。可举例的原因之一是,西方制药公司将即将过期的抗生素作为"援助物资"执意运送来给他们的。

在发展中国家的一些地区,没有处方就可以购买抗生素。在发达国家,对于抗生素不起作用的感冒病人,也常因"以防万一"而开出抗生素处方,已造成抗生素滥用问题。

无限制添加药物的饲料

抗生素在畜牧业和水产养殖现场大量使用,导致对多种药物产生耐药性的细菌诞生。鸡、猪或鱼被关在过密拥挤的空间饲养,以提高生产效率(第八章)。正因为是大规模地饲养,一旦疾病发生,损害就很大。为了预防疾病,将抗生素和抗病毒剂等预先混合在饲料中。甚至,还添加生长催促作用的药物。

和人用药物成分通用的许多药物也污染了肉类、鱼类、畜牧废水和养殖池塘。在美国许多州传播的耐多药沙门氏菌被证实是从家禽传播给人类的。2013 年 10 月,美国 20 个州和波多黎各自治邦有 317 人感染,其中 133 人因病情严重住院。

1996 年,大阪出现了一种具有抗生素耐药性的致病性大肠杆菌 "O-157",并发展成一个大问题。原因被认为是,为了防止奶牛的乳腺 炎,在饲料中加入了抗生素所致。

1997 年,世界卫生组织建议禁止在饲料中添加抗生素,并在 2000 年 禁止使用所有家畜抗生素。欧盟接受了此建议而予以禁止。但是日本、美国和中国等国仍在饲料中添加抗生素。

在日本,允许使用 23 种抗生素和 6 种合成抗菌剂作为饲料添加剂。有 24 种抗生素和抗菌剂被指定使用。抗生素在饲料中的用量为 175 吨,相当于人的医疗用药 517 吨的约 30%(农林水产省 2010 年年报)。

在美国,全国使用的所有抗生素中,约有 70% 是用于饲料添加的。除疾病治疗外,议会曾多次提出禁止将抗生素添加到饲料中的法律,但因畜牧业界的反对而遭否决。

不仅对抗生素有耐药性的细菌大量存活繁殖,而且没有耐药性的细菌也靠接受"耐药基因"而变成耐药性细菌,这种可能性越来越大。

通过污水获得耐药性

抗生素造成的水污染也会导致通过水感染的细菌在环境中获得抗药性。美国密歇根大学的一个研究小组调查了从污水分离的 366 种不动杆菌属的细菌,对于如氯霉素等六种常用抗生素的耐药性。其结果表明,根据检测地点不同,有 28%—72% 的细菌对多种抗生素表现出耐药性。

事实上,我们自身也在不知不觉中对耐药细菌的产生做出了贡献。服用的药物不能全部在体内代谢,许多成分在仍保持效果的同时被排泄出来,通过厕所流入下水道中。这也污染了河流和海水。

迄今为止,国立横滨大学和东京都健康安全研究中心等的调研表明,长时期较多地使用的药物从污水中检测出来的频率很高,如解热和止痛药、强心剂、抗消化性溃疡药物、抗高脂血症药物、抗炎剂、胃酸抑制剂等药物的成分或代谢物等。

日本是达菲的一个消费大国,据说占全世界使用量的70％。因为产生耐药性病毒而遭到欧美研究人员批评。2009年,当流感暴发时,京都大学流域综合环境质量研究中心的田中明彦教授等人在京都府的三个污水处理厂进行了分析,在污水处理后的排水和河水中检测出了达菲代谢物。

分析表明,传统的污水处理技术不能完全去除达菲。达菲从厕所通过污水处理厂,之后进入河流。

禽流感病毒本来最初是鸭子等水禽携带的病毒(第八章)。

有人指出,当水禽与水中的达菲接触时,体内可能会产生抗达菲的病毒。从污水处理厂的排水流入的水域通常水温较高。水禽偏好这样的水域。

然而,这些药物在污水处理设施中多大程度可被去除? 在自然界中有多少能被分解? 或者是否会通过食物链,在生物体内浓缩? 这些问题,到目前为止,基本上没有被研究过。

传染病与人类进化的复杂关系

在与病原体作斗争的过程中进化生存下来的人类也加强了抵抗微生物战争的军备。例如,疟疾是最古老的病原体之一,至今仍困扰着许多人(第二章)。为此,人们也获得了防治疟疾的各种手段。

在非洲、地中海地区和印度等疟疾流行地区,发现有许多遗传性疾病,如使红血球破碎后形成镰状的疾病。这种镰状红血球病变细胞的起源估计在大约5万年前,在古埃及木乃伊的体内也被发现。

在正常情况下呈圆盘状的红细胞破碎,变成镰状细胞,会导致严重贫血,也有不少死亡病例。在非洲部分地区,有超过30％的人口患有此病,在美国的非洲人后裔中，则有 11％的人口属于这种情况。

当红血球扭曲变镰状时，红血球出现一个洞，里面的钾离子会弹出。钾离子是原虫生存的重要物质，因此即使进入镰状红细胞，原虫也不能生存下去。这样，疟疾可能难以发生，但可能引起严重的贫血。总之，"死于疟疾"或是"死于贫血"，衡量选择的结果，可能因为贫血更有利些，致使这种异常基因在人群中增加了吧。

在白人中发现的"囊泡纤维化"疾病，是日本人罕见的遗传性疾病。在美国大约有 3 万人患此病，致病原因是先天缺少某些基因。当被这种疾病侵害时，黏性分泌物堵塞在内脏器官的管子中，使器官功能被破坏，是导致在 20 多岁之前就死亡的悲惨的不治之症。哈佛大学的研究团队发现，这种基因的缺损却使人类不易感染肠伤寒。

人体防御反应

众所周知，铁分不足会引起贫血。可是，当感染上传染病，血清中的铁分可能会减少。就像铁分是人们的基本营养素一样，铁分对细菌的生长也是不可缺少的。可以认为，机体即使意识到会导致贫血症，也要减少血清中的铁含量，是让细菌"断粮"的感染防御措施。

30 多年前美国明尼苏达大学的研究人员进行过一个试验研究。对于索马里的 138 个游牧民，给其中 67 人安慰剂，而给其余 71 人补充铁分。其结果表明，在安慰剂组中，只有 7 人感染传染病，但铁剂给药组有 36 人患上了疟疾和肺结核。研究人员得出结论："游牧民族生活在传染病高发的环境中已经与病原体达到妥协状态。"

美国密歇根大学进化生物学教授内西·兰道夫发现，许多令人讨厌的"疾病的不适症状"，实际上是在进化过程中所获得的身体防御反应和警告信号。

在发烧、咳嗽、恶心、腹泻、疼痛和焦虑等症状中，发烧是让微生物"热死"或让患者"衰弱死亡"的比拼"耐受"程度的状态。咳嗽、恶心和腹泻是将病原体排出体外的生理反应,而疼痛和焦虑是疾病的危险信号。

在青霉素出现之前,让梅毒晚期患者感染疟疾,利用其高烧杀死病原体的治疗非常盛行。这种疗法的发明者在 1927 年获得诺贝尔生理学或医学奖。众所周知,感染致病性大肠杆菌"O-157"后,如果服用腹泻剂,因为毒素不会通过排便排出,反而会使症状加剧,死亡率提高。

美国加州的内科医生凯伦·斯塔科博士在 2009 年发表了一篇论文,称阿司匹林的解热作用也和西班牙流感(第八章)的死亡急剧增加有关。当时治疗高烧患者只有阿司匹林这种药。本来,高烧是人体为了抵抗流感病毒的反应,但阿司匹林降温却使它失去了效果。有报道说,在日本登革热疫情中,也有服用解热剂的患者病情反而变严重。

作为自然灾害的传染病

传染病的流行也是"自然灾害"。最广泛使用的灾害统计"国际灾害数据库"(EM-DAT)由联合国和比利时政府于 1988 年建立。其将灾害分为三类:气象灾害、地质灾害和生物灾害。传染病与病虫害等一起被列入"生物灾害"。

EM-DAT 是"Emergency Events Database"的缩写,其数据基于联合国、国际组织、非政府组织、保险公司、研究机构和新闻报道机构等提供的资料,旨在为区域、国家和国际各个层次的灾害援助和防灾政策的制定奠定基础。

这里,被视为"自然灾害"的条件是单个灾害规模满足以下四个条件中至少一个。只有在满足条件后,才会作为灾害事件在数据库中存档。

● 死亡 10 人以上;

● 受灾者(发病者)100 人以上;

● 受灾国宣布"国家紧急状态"的情形;

● 受灾国"请求国际援助"的情形。

换句话说，如果不满足这些条件，数据库将不会记录其为自然灾害。国际数据库的自然灾害数量从 1900 年到 2005 年间按每十年一个单位期间（2005 年为五年）进行综合统计。据其统计结果，这一期间，"气象灾害"（洪水、干旱、风暴等）大约增加了 76 倍，"地质灾害"（地震、泥石流等）增加了约 6 倍，"生物灾害"（疾病、病虫害）增加了 84 倍。

传染病的流行和大地震非常相似。即使知道会定期发生，也不知道何时何地会遭到袭击。当遭遇大地震损失惨重，此后一段时间会小心谨慎用心防护。但是，慢慢地恐惧逐渐消退，人们就会忽视对地震和海啸的防备。然而，与此同时，基岩（板块）在地下相互推挤，日本列岛各地的地壳变形。当达到极限无法承受，岩石板块反弹，又会引发地震。

病原体也每时每刻都试图侵入人体而不断变异基因。如果成功的话，可以爆炸性地繁殖其后代。从人的立场来看，有时数千万人的生命会被剥夺。

与大地震数量的增加相比，每次地震造成的破坏程度和频率都在逐渐增加。人们改变环境，致使损害在扩大。其原因是，随着人口的激增和集中，越来越多的人不得不住在容易遭受海啸影响的海岸低地、容易发生泥石流灾害的陡坡或人工填埋地上。

人类与传染病之间的关系也因人类环境的变化而发生巨大变化。人口的激增和过度拥挤也助长了传染病的激增。对于像流感、麻疹、水痘和肺结核等病的病原体一样，可以通过咳嗽、喷嚏产生的飞沫进行传播的病原体来说，过度拥挤的城市是最佳的生长环境。请读者们想象一下，在拥挤的通勤列车上，流感患者打喷嚏的情形。

第二章　环境变化引起的传染病

定居化带来的传染病的固定化

人类自诞生以来一直饱受疾病之苦。从现有的狩猎采集民族类推的话，可以想象，从早期狩猎采集的时代开始，人们就感染上了各种各样的疾病。诞生在非洲的祖先们也可能从黑猩猩感染疟疾，从猕猴感染黄热病，从犬科动物感染狂犬病。然而，他们还只是小群体，人口密度低，如果感染群体被全部消灭或逃离出来，感染就不会进一步蔓延。

从绳文时期的遗迹中挖掘出的"粪石"，即许多粪便化石中，都发现了寄生虫的虫卵。在那个时期，寄生虫病已经相当流行。例如，在福井县若狭町，出土了绳文时代前期"鸟浜贝冢"2 000 多块粪便化石，其中含有鞭虫、异形吸虫和鞭尾总科寄生虫等的虫卵。

1991 年，在意大利北部的冰川靠近奥地利的边界处，发现了一名男子的冷冻木乃伊。木乃伊保存状态完好，携带物品很多，提供了新石器时代的人的各种信息。这男子被发现曾被虱子感染而患莱姆病，还被鞭虫寄生。

后来，随着农业的开始，人类定居下来，随着群居地的发展，人与人之间，人与牲畜之间开始密切接触起来。其结果，人与病的关系发生了急剧的变化。

这也可以从远古的记录中推断出来。《新约圣经》和《旧约圣经》、中国和古希腊的古典著作以及古印度的宗教书籍《吠陀》等都记录了各种各样的疾病,例如,结核病、麻风病、霍乱、天花、狂犬病、疟疾、肺炎、沙眼、流感、麻疹和鼠疫这些传染病。

疟疾的起源

如果没有水,人们就无法生活、生存,也不能生产粮食。所以人们早期的定居地点几乎被限于水边。因此,首先发生群体感染的是通过水进行传播的疾病。特别是,人们挖掘出的用于农业必不可少的灌溉用水渠,也成为病原体宿主(如昆虫和螺类)的最佳栖息场所,从而创造了传染病传播的环境。

典型的例子是通过蚊子传播的疟疾。感染人类的有六种疟疾寄生虫,其中五种起源于非洲灵长类动物,如大猩猩和黑猩猩。2004 年,在婆罗洲发现有人也感染了猴子疟疾,其自然宿主是来自亚洲的食蟹猕猴。疟疾经过多种多样的进化,除了灵长类动物外,还发现了啮齿动物、鸟类和爬虫类等 200 多种动物有相应独特的疟疾原虫。

疟疾蔓延到世界各地

据历史研究,疟疾出现在大约公元前 10000—前 8000 年,大约是与农业出现在同一时期。随着农业的普及,人类中也开始流行疟疾,且势力也随之增加。疟疾原虫的 DNA 在大约 4 800—5 500 年前的古埃及的多个木乃伊中被发现,表明在当时疟疾就流行过。

从挖掘出来的浮雕中,发现古埃及女王克利奥帕特拉(公元前 69—前 30 年)曾使用过蚊帐。另外,图坦卡蒙国王(公元前 1342—前 1324 年)在 19 岁时去世,在其木乃伊中也发现了一些疟疾原虫。

亚历山大大帝在 33 岁时突然早逝。关于其死因有伤寒、西尼罗河热或毒杀等各种说法。然而,根据在公元前 323 年 6 月 3 日发起高烧,在十天后失去了知觉，这些死前的症状来看，患疟疾而死的说法是有说服力的。历史上罕见的英雄却未能战胜一只蚊子。

在中国，随着水稻种植的普及，疟疾也随着定居地域的扩大而蔓延。最古老的医学书籍《黄帝内经》据说是三皇五帝时代传说中的黄帝下令编纂的，在其中也记录了疟疾的诊断和治疗方法。

在古印度，随着农业从最初的农耕地区的印度河流域向高温多雨的恒河流域发展扩大，居民们也开始遭受如疟疾等新疾病之苦。

在欧洲，疟疾自古以来就流行于地中海世界，古罗马受到重创，其人口急剧减少。疟疾的词源来自意大利语 mala aria（坏空气）。17 世纪和 18 世纪，疟疾在欧洲各地反复暴发流行。1923 年，在俄国革命后的混乱中，乌拉尔山脉以西的欧洲一侧有 300 万人感染，以致在新国家建设中拖了后腿。

自 16 世纪以来，奴隶贸易和殖民定居者把疟疾带入了南北美洲大陆。据说，在美国，从 18 世纪到 20 世纪，多的时候每年有 10 万人受到感染。尤其是，由于首都华盛顿最初是沼泽地，蚊子孳生，以第一任总统华盛顿为首，林肯总统和格兰特总统也曾感染过疟疾。

当今，以热带和亚热带地区为中心，疟疾在非洲、中东、亚洲和拉丁美洲的 100 多个国家流行。每年有 3 亿—5 亿感染者出现，100 万—150 万人死亡。其中多达九成是未满五岁的孩子。

日本的"瘧"

在日本的古文献中，被称为"瘧"的传染病经常出现，这被认为是疟疾。有一种说法认为，《源氏物语》中主人公光源氏也患上了疟疾，平清盛（1118—1181 年）也死于疟疾。在《平家物语》中，这样记录了因高烧入魔的清盛的临终状态。"体内火热，就像烧火。（中略）进入其卧室的人都燥热难忍"。在现代之前，日本西部的低湿地和水田地带，疟疾间歇性地持续流行。

从明治时代到昭和时代早期，从琵琶湖到日本海沿岸、冲绳和北海道等，全日本都暴发了疟疾疫情，出现大量的感染者。在冲绳，太平洋战争期间，状况变得悲惨起来。由于战斗变得激烈，在八重山群岛，居民被迫疏散到疟疾流行区域，并不得不住在快速建造的茅草小屋里共同生活。结果有 1.7 万人感染了疟疾，约 3 000 人死亡。

战争结束不久，从国外返回的复员者带回了疟疾病毒，使得疟疾在日本国内流行起来。1946 年达到顶峰时，导致 2.82 万人发病。后来，滴滴涕（DDT）等杀虫剂的普及，使感染减少。1959 年在滋贺县彦根市最后一次暴发流行之后，疟疾在日本国内已被根绝。但是，即使在现在，在海外被感染，回国后发病的仍然每年有几十人左右。

然而，作为邻国的韩国，在 20 世纪 70 年代后期，虽然成功地控制了疟疾，但是后来再次开始流行。1993 年重新流行得到确认，感染者在 2000 年突破了 4 000 人。韩国举国采取了措施，但 2011 年报告仍有 800 多名感染病人。

在与朝鲜的军事分界线周边执行巡逻任务的韩国士兵被发现有疟疾原虫感染。由于 2011 年在朝鲜，有 1.6 万多名疟疾患者出现，韩国指责朝鲜，认为是从朝鲜飞来的蚊子感染了韩国的士兵。

除撒哈拉以南非洲外，在东南亚地区和阿富汗、伊朗、伊拉克、巴布亚新几内亚和巴西等国，疟疾也在继续流行。

农业传播的传染病

另一种农业传播的传染病是血吸虫病。血吸虫栖息在河流和湖泊中，创造着以人和螺类为宿主的生活史，并通过生水让人受感染。特别是在非洲到中东，"埃及裂体血吸虫"至今仍然猖獗。最初它好像是寄生在河马的身体里。

在早期的农业社会，美索不达米亚和埃及等地建立了发达的灌溉网。

也就在那时期,血吸虫病已经蔓延开来。4 000 年前的纸草文献对此已有描述,在图坦卡蒙国王木乃伊的内脏上,也有着木乃伊化的寄生血吸虫卵巢。

被血吸虫寄生的人具有慢性胃痛、胸痛、腹泻、疲劳等症状,因为虫卵聚集在膀胱或输尿管的黏膜上,也有尿路出现障碍紊乱的现象。据说,拿破仑曾饱受尿道剧烈疼痛之苦。直到最近,尿路结石被认为是其原因。但是,详细考察分析了其症状的医学专家的最近研究认为,拿破仑很可能是在 1791 年前往埃及的一次远征中,感染了裂体血吸虫病。

现在,这种血吸虫病已蔓延到发展中地区的各个地方,并随着水坝和灌溉水沟的普及而在扩大。埃及在 1970 年完工的阿斯旺大坝开始蓄水的同时,感染也爆炸性地传播开来。

在那之前,在尼罗河的定期泛滥中,螺类被冲走了。然而,由于大坝的建成,洪水消失了,灌溉水道已经筑好,因此,水流停顿出现死水水域,从而使螺类大量繁殖生长。尼罗河流域有 80%—100% 的居民被感染而体内拥有此寄生虫(第五章)。

特别是近年来,随着水坝、水道和灌溉设施在发展中地区的普及,螺类的栖息地开始扩大,这也助长了流行病。根据世界卫生组织的估计,全世界 74 个国家约有共计 2 亿人感染,每年有 2 万人死于其并发症。随着水坝和灌溉水道的普及,流行正在扩大。

在日本,早在弥生时代,"日本血吸虫"就与水田稻作一起传入国内,在甲府盆地、筑后河流域等各地方的农民中流行。由于虫在肠壁上产卵,症状出现在消化系统,如腹痛和腹泻。虫卵被输送到血液中,当引起肝脏和大脑发炎时,可能会致人死亡。到 2000 年,血吸虫病在日本的所有流行地区都已经根除。但在亚洲各地,仍然偶有发生。

难以分离的供水和污水处理系统

随着定居社会的发展,在人类社会中根深蒂固的传染病,大多属于通过排泄物传播的消化系统疾病。由于许多定居点的饮用水和废水排放都依靠特定的河流，如果在上游排出污水，就会污染下游的饮用水。

如何分离饮用水和污水在技术上是一个难题。在早期社会，没有多少定居点能够解决水污染问题。结果寄生虫病、霍乱、腹泻和伤寒等这些消化系统传染病经常流行。

在古印度，文明蓬勃发展的古城通过建立储水槽，将上水管道和下水管道分离，还建立了水冲厕所，首次有计划地处理了这个问题。最终解决供水和污水管道分离难题的是古罗马。

在公元1世纪被维苏威火山喷发掩埋的庞贝废墟中，发掘出纵横延伸的上下水道和水洗厕所。在古罗马，到公元3世纪为止，建成了11个水道网系统，延伸总长达350公里，其中47公里是水道桥。向居民和约1 000个公共浴池，每天供水超过100万吨。

水道桥无论技术上还是艺术上都堪称是古罗马建筑的杰作之一。法国南部的庞杜加尔水道桥是一座高达49米的宏伟三层石拱桥，与在西班牙塞戈维亚留下的一座水道桥一起被列入世界文化遗产名录。许多水道桥在帝国没落后很长时期继续发挥着作用，有些桥在2 000多年之后的今天仍在使用。

然而，欧洲的水源污染并没有停止。泰晤士河在13世纪受到污染，只得从上游通过水管将水抽到伦敦市。由于水质持续恶化，水源又进一步追溯移动到更上游。净化设施直到1869年才建造。在巴黎，19世纪中叶，放弃了从污染日益恶化的塞纳河取水，从1852年以后将水源切换到一个巨大的深掘的水井。

从动物转移到人的疾病

根据华盛顿大学公共卫生学院的报告，截至2001年，已知有1 415种病原体在人体中引起疾病，其中细菌有538种、病毒有217种、真菌有

307 种、寄生虫有 287 种。

美国野生动物保护协会公布,多达 60% 的疾病是通过动物传染给人类的"动物源性感染"。其中 175 种是在过去半个世纪中出现的"新兴传染病"(Emerging infection)和"再兴传染病"(Re-emerging infection),其中多达 75% 是动物源性感染。

在至少一万年的岁月中,人与家畜保持着密切的关系,导致一些人与动物共有的疾病,例如人和狗共有的疾病有 65 种、和牛有 55 种、和羊有 46 种,还有和猪有 42 种。感染多个宿主的疾病也不少。美国进化生物学家贾雷德·戴蒙德在《枪炮、病菌与钢铁》一书中说,"家畜是疾病的温床,食物生产催生了感染病"。

源于牛的疾病包括麻疹、天花、肺结核、白喉、炭疽、疯牛病(BSE);源于猪的疾病有百日咳、乙型肝炎;源于鸭类动物(家鸭)的有流感等。

也有从宠物到人的传染病。例如从狗可感染"狂犬病""棘球蚴病""狗蛔虫病"和"沙门氏菌病"等,从猫可感染"弓形虫病"(第五章)"猫抓病""莱姆病"和"跳蚤叮咬病"等,从小鸟可感染"鹦鹉热衣原体病"(鹦鹉热)等。但是,当东京都政府对东京都内的小学饲养的 187 只小动物进行九种病原体调查时,完全没有发现病原体。

在非洲等地区,从"食用野生动物"(Bushmeat,丛林肉)到人的新的感染正在持续发生。尽管被杀害的动物的规模大小尚不清楚,但是根据世界自然基金会(WWF)等机构在 2000 年发表的一份报告可知,丛林肉的交易量仅在肯尼亚和坦桑尼亚等七个非洲国家的 23 个交易点每年就有大约 8 500 公斤,交易额相当于 770 万美元。

据说,在加纳的六个自然保护区里,41 种大型食用动物,在 1970—1998 年间减少了 76%。据世界自然基金会估计,非洲每年有 6 亿多野生动物因食用而被杀。人们在狩猎时被这些野生动物咬伤,在肢解时沾染血液而被感染(图 7)。

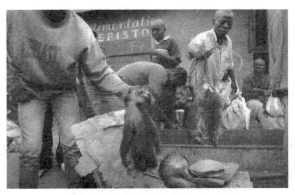

图 7　批发到市场出售的丛林肉
（于刚果民主共和国，中野智明摄影）

成为时代特征的大流行

可以毫不夸张地说，许多仍然困扰着我们的疾病是由环境变化引起的。直接人传人的疾病，如麻疹、腮腺炎和天花，需要一定数量的人群才能生存（第十章）。随着城市化进展，一旦定居地区达到这一水平，就出现新的大流行。

追溯过去，各个世纪都在相应时代背景下发生过全球流行的传染病，比如 13 世纪的麻风病、14 世纪的鼠疫、16 世纪的梅毒、17 世纪至 18 世纪的天花、19 世纪的霍乱和肺结核、20 世纪至 21 世纪的流感和艾滋病。

如果脱离了人口稠密社会的存在，就无法想象那些引起了大流行的传染病。工业革命发生于 18 世纪下半叶至 19 世纪。钢铁、煤矿、机械等产业的发展的另一面，城市、工人的生活和意识仍然停留在中世纪，这导致了最恶劣的卫生状态，从而使传染病大肆猖獗。

工业城市因从农村地区流入的人口而迅速膨胀。例如，曼彻斯特的人口从 3 万增加到 46 万、利物浦从 4 万人增加到 49.4 万人。19 世纪末，伦敦的人口超过 420 万，当时是世界上最大的城市。

住房、供水和排污，以及垃圾处理等这些城市功能的发展远远跟不上人口激增的速度。由于工资低和失业等原因,贫困人群集中,历史上首次出现贫民窟,同时犯罪和卖淫增加。十多个家庭成员挤在一所房子里,4—5个人住在一个房间里,这也被认为是理所当然的状况。

　　一栋房子有一个厕所就算好的了。二楼以上的居民使用便盆,方便后将便盆的污物从窗口扔掉或者拿到一楼的厕所倒掉。19世纪初,如伦敦和巴黎等这样的欧洲大城市,好似被埋在一堆恶臭和垃圾中,到处都变成蓝天下的厕所(图8)。

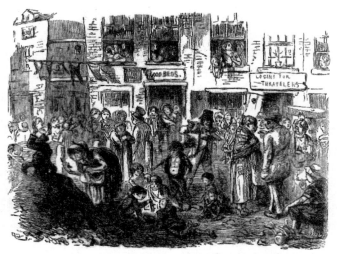

图8　埋在垃圾堆中的伦敦是霍乱的温床
(19世纪铜版画)

　　不卫生且过度密集的环境成为传染病的温床,并使其大肆蔓延。因为很有限的人有洗澡的习惯,也很少洗衣服,许多人患上慢性皮肤病,由虱子传播的斑疹伤寒也经常流行。

工业革命带来的霍乱和结核病

　　反映工业革命时代特征的流行病是霍乱。霍乱本来是印度孟加拉地区的地方病。有在公元前300年左右的记录被保存下来。全球大流行于

1817 年始于加尔各答。

随着英国军队的入侵,霍乱被带到东南亚。1821 年又从阿曼的马斯喀特蔓延到东非,进而蔓延到欧洲。流行一直持续到 1823 年。1826 年,霍乱在俄罗斯士兵中流行,五年后传播到波罗的海海岸。在 19 世纪 30 年代,又从美国扩散到拉丁美洲。

自 1831 年第一批患者在英国出现以来,霍乱蔓延至英国全国各地,死亡人数达到 14 万人。1848 年开始第二次流行,1.4 万人死亡。在巴黎,也有 2 万人死亡,在法国全国各地有 10 万人死亡。与排泄物一起排出的细菌引起感染的霍乱,导致当时有一半的感染者死亡,这是一种可怕的疾病。

伦敦下水道的污水未经过滤或消毒就流到泰晤士河里,成为市民的饮用水。伦敦医院医生约翰·斯诺(John Snow)对当时伦敦霍乱暴发的地区进行了深入调查。

调查发现,霍乱从某些特定的水井开始传播,越是把泰晤士河作为水源利用的人当中发病的人越是多。这结果证明了饮用水是霍乱的原因。然而在那之前,"空气传播论"占了主流。发现这一事实后 30 年,罗伯托·科赫在 1883 年发现了霍乱菌。这被认为是"流行病学"的开始。

据说,在 1817 年之后,霍乱的全球大流行总共重复了七次,造成数千万人死亡。到了 19 世纪,防疫体制得到加强,世界大流行渐渐被遏制。然而,至今,在撒哈拉以南非洲和南亚等发展中地区的贫困区域仍然普遍存在。世界卫生组织估计,每年仍有 300 万至 500 万霍乱患者出现,10 万至 12 万人死亡。

工业革命引起的大流行的另一种传染病是肺结核病。详见之后的第十三章。

日本霍乱流行

在 18 世纪,江户人口超过 100 万。屎尿被收集起来,并作为"下肥"

被卖到农村。从江户到明治初期来访的外国人对城市街道的清洁度和消化系统传染病的罕见感到惊讶。

尽管如此,在1822年的全球大流行中,霍乱(cholera)也蔓延到日本。疫情从九州开始,从东海道向东移动,但最终没能越过箱根而传播到达江户。在不知道原因的情况下,各种传言在坊间传开,但后来发现是荷兰商人传播了霍乱,它被音译为"酷烈辣"(korera)、"狐狼狸"(korori)。

1858年,一名船员在佩里舰队的密西西比号舰上感染了霍乱。该舰在长崎靠岸停留时,霍乱传播开来。8月,霍乱飞速地蔓延到江户,据说导致3万人或26万人死亡。随后疫情持续三年。由此,引起了人们对黑船和外国人的怨恨,认为"开国"招来了流行病,这成为攘夷思想增强的原因之一。

1868年明治维新后,各地的关卡被撤除,人们的交往开始活跃起来,随后,每两三年发生一次霍乱流行,导致数万感染者出现。1879年和1886年,死亡人数超过10万人。1895年,霍乱在军队中流行,有4万人死亡的记录。

此外,人们相信霍乱是可以被"拍打"驱赶走的。在关东和中部地区,因认为狼(日语为オオカミ,即"大神")是上帝的使者,人们用其毛皮和遗骸来驱赶霍乱。为此,大量的狼被捕获。有人认为,1905年最后一次出现捕获日本狼的记载之后,日本狼就灭绝了。还有种说法怀疑日本狼感染了狗瘟,这与对狼的信仰一起加速了日本狼的灭绝。

1911年,日本再次暴发霍乱,总死亡人数超过37万人,远远超过了甲午战争和日俄战争的死亡人数之和。公众对政府的不满情绪日益高涨,各地都出现了"霍乱暴乱"。

战争与蔓延的传染病

每次战争暴发时,士兵和普通民众都遭受粮食短缺、不卫生等带来的苦难,传染病的蔓延更是雪上加霜。特别是以一群年轻男人为主体的军队,长时间共同生活在一起,使传染病容易传播。天花、疟疾、瘟疫、腹泻、霍乱、伤寒、肺结核、流感、梅毒、淋病、艾滋病等传染病在军队中反复暴发流行。

古代,在伯罗奔尼撒战争(公元前431—前404年)期间,曾发生过传染病的大流行。这场战争在以雅典为首的提洛同盟和以斯巴达为中心的伯罗奔尼撒同盟之间展开。雅典方以守城作战行动抵抗了伯罗奔尼撒同盟的进攻。

然而,因为被围城,城内的人口密度增加,在城中发生了感染,造成城内三分之一的人死亡的糟糕后果。这次感染被认为是天花,也被说成是斑疹伤寒和瘟疫。雅典的失败导致了提洛同盟的解体。

即使在近代之后的战争中,也经常有病死的人数超过战死的人数的情况。1812年,拿破仑率领约60万大军入侵俄国的途中,斑疹伤寒开始在军队中流行。与俄国军队的战斗导致的死亡人数约为10万人,而斑疹伤寒等导致病死的人数约为22万人。

战争和传染病史上最悲惨的应该是克里米亚战争(1853—1856年)。为阻止俄国军队进入土耳其,英国与法国军队一起参加了土耳其方面的战斗。结果造成2万多人死亡,其中,三分之二是战争中病死。大多数是感染了霍乱、猩红热、天花和麻疹等传染病。

当时,英国护士佛罗伦斯·南丁格尔领导了一个护理小组,为负伤者和生病者提供护理。她由于找出战争中患病死亡是医院的不卫生状况所致,而成为了民族英雄。

据推测,在美国南北战争(1861—1865年)时,大约有49万南军士兵病死,其中一半是疟疾造成的。美国和西班牙的美西战争(1898年)中,两军死亡人数的87%是伤寒感染所致。

在甲午战争(1894—1895年)中,日本军队有1417名战亡者。

11 894 人在战争中因患病死亡,是战斗阵亡者的八倍以上。参谋长有栖川宫炽仁亲王得了伤寒,而近卫师长北白川宫能久亲王、近卫第二旅长山根信成也死于战争疾病。可见当时患病程度多严重。

在日俄战争(1904—1905 年)中,有 55 655 人死亡,大约一半的 27 192 人是死于战争疾病。其中约 5 700 人是由于维生素 B 缺乏而引起的脚气病。伤寒等消化系统的传染病也多有发生。为防止疾病,军队开发了"杂酚油丸"预防药,被命名为"征露丸"。这意思是征服(征)俄国(露)的药物(丸)。之后,改名为"正露丸",至今仍然被人们所喜爱。

第一次世界大战中,有 972 万人死亡,其中有 589 万人即约 60％是因战争疾病死亡(包括饿死)。特别是在战争后期,协约国军和同盟国军中都暴发了西班牙流感疫情(第八章)。三分之一的患病死亡者是西班牙流感造成的,以致战争难以继续下去。

第二次世界大战期间,东南亚战线发生了疟疾疫情,在欧洲战线发生了斑疹伤寒的流行。据说,因为是源于蚊子和跳蚤的传染病,盟军配备了滴滴涕杀虫剂。即使这样仍然有 50 万美国士兵被感染。另外,日本军队没有采取任何措施,疟疾蔓延,导致很多人死亡。在吕宋岛造成 5 万多人死亡,在英帕尔战役中造成 4 万人死亡,在瓜达尔卡纳尔岛造成 1.5 万人死亡。

据估计,历史上,死于战争的将士中,至少有三分之一到一半死于战争中的疾病。

环境恶化和传染病

在过去的半个世纪里,"新兴传染病"突然出现(表 2)。其中包括艾滋病、禽流感、SARS、拉萨热、埃博拉和马尔堡热等这些由野生动物传播而致死率极高的新面孔。

表 2　1950 年以后的新兴传染病（据山内一也《病毒与人类》制成）

年份	疾病（致病病毒）	发生国（地区）	自然宿主
1957	阿根廷出血热 （鸠宁病毒）	阿根廷	鼠
1959	玻利维亚出血热 （马秋博病毒）	巴　西	鼠
1967	马尔堡出血热 （马尔堡病毒）	联邦德国	？
1969	拉萨热 （拉萨病毒）	尼日利亚	乳鼠
1976	埃博拉出血热 （埃博拉病毒）	扎伊尔	果蝠
1977	裂谷热 （裂谷热病毒）	非洲各国	羊、牛等
1981	艾滋病 （人类免疫缺陷病毒）	非洲各国	黑猩猩
1991	委内瑞拉出血热 （瓜纳里托病毒）	委内瑞拉	鼠
1993	汉坦病毒肺综合征 （辛诺柏病毒）	美　国	鼠
1994	巴西出血热 （沙比亚病毒）	巴　西	鼠？
	亨德拉病毒病 （亨德拉病毒）	澳大利亚	果蝠
1997	高致病性禽流感 （禽流感病毒）	中国香港	鸭
1998	尼帕病毒病 （尼帕病毒）	马来西亚	果蝠
1999	西尼罗河热 （西尼罗河病毒）	美　国	野鸟
2003	SARS （SARS 冠状病毒）	中　国	蝙蝠
	猴痘 （猴痘病毒）	美　国	啮齿类
2004	高致病性禽流感 （禽流感病毒）	亚洲各国（地区）	鸭

一个接一个新传染病出现的时期，也是环境破坏在全球迅速蔓延的时期。由于人口激增、经济的发展，森林的砍伐与开垦、矿业扩展、城市膨胀和大规模开发等使原有的稳定的自然系统在各地崩溃。

在新兴传染病中，非洲起源（终章）的不少。在非洲，人口膨胀和热带森林的破坏正在加速。考察拉萨热和埃博拉等新面孔病毒的流行地区时，可见许多群落定居地在热带森林中新建起来，还没有多长时间。随着被追赶出森林的野生动物开始和人接触，如失去栖息地的老鼠之类的啮齿动物和蝙蝠进入这些定居点，并带来了新的病原体。

世界上的森林砍伐集中在热带森林地区。根据联合国粮食及农业组织（FAO）的数据，每年约有250万平方公里，每小时有相当于127个东京棒球场面积的森林在消失。热带森林只占地球陆地的7％，但是却有地球上50％至80％的物种生息在热带森林。病原体也是生物多样性的一部分。

热带森林发生了什么？

笔者在马来西亚婆罗洲的热带森林里有过这样的经历。1998年9月至1999年4月，婆罗洲岛发生了一种与日本脑炎非常相似的疾病。病人出现高烧、头痛、肌肉疼痛、痉挛等症状，有265人发病，其中105人死亡。

当时，笔者正滞留在村庄进行住地居民调查。当听到枪声四起而冲出屋外一看，只见士兵们冲进村里，一头一头地射杀着村民们饲养的猪。原来，猪被认为是该地区流行疾病的感染源，所以不分青红皂白地把猪都杀死了。后来，这种疾病以最初流行的村庄名被命名为"尼帕病毒感染"（Nipah virus infection），它是导致麻疹和流行性腮腺炎的副粘病毒科（Family Paramyxoviridae）病毒的一种。

这种流行病引起了令人意外的连锁反应。在国土狭小的新加坡，由于居民发起了反对畜牧污染的运动，政府禁止了国内养猪。因此，大量猪和猪肉从邻国马来西亚进口。在婆罗洲，养猪业涌现出繁荣景象，养猪场遍布村庄各个角落，甚至渐渐向森林深处拓展。

然而，生活在这一地带的蝙蝠携带尼帕病毒。由于森林的急剧减少，树木的果实不足，蝙蝠只能扩大范围飞来飞去寻找果子，从而在播撒尿液的同时就传播了病毒。然后又通过猪感染了人。

最初，政府认为是日本脑炎，为了消灭蚊子便喷洒了驱虫剂，并给猪注射脑炎疫苗。当时，由于同一注射器接种了大量猪，病毒感染在猪之间蔓延，就像吸毒者互相使用注射器而传播了艾滋病一样。为了阻止这一流行病的传播，政府射杀了约 91 万头猪，接近饲养总数的四分之三。

之后，印度和孟加拉国等亚洲地区又暴发了 12 次疫情。病毒也逐渐变异，从猪到人的感染，变异到从人到人的传播。致死率也从 40％上升到 75％。

第三章　人类的移动与疾病的传播

东西方交流也相互传播了疾病

"丝绸之路"连接中国与西亚和地中海沿岸地区,从东方到西方,运输丝绸、漆器和纸张等,反过来,从西方到东方,珠宝、玻璃器皿、金银制品和地毯等是主要贸易商品。同时,各种疾病也与人和牲畜一起移动传播。从西到东主要是传播了天花和麻疹,然而从东到西是鼠疫。由于对这些传染病没有免疫力,东西方两边都暴发了疫情。

汉朝和古罗马位于丝绸之路的东西两端,分别是世界东西两部分上的大帝国,人口众多。几乎在同一时间,两个帝国都暴发了传染病,发生了导致人口急剧减少的巨大悲惨事件。

据记载,在鼎盛时期,汉朝人口已经超过 6 000 万。在丝绸之路贸易蓬勃发展的公元 2—3 世纪后,因天花和麻疹的流行,到大约 6 世纪末,其人口已经减少到约 4 500 万,这成为汉朝衰落的原因之一。

在古罗马,马可·奥勒留皇帝(121—180 年)的时代,超过 300 万人在鼠疫的流行中死亡。那以后也间歇性地继续流行。由于鼠疫通过寄生于啮齿动物身上的跳蚤传播,因此可以随老鼠一起移动到任何地方。

鼠疫也发生在东西罗马分裂后,东罗马(拜占庭帝国)的查士丁尼皇帝(483—565 年)统治时期的 543 年。查士丁尼皇帝自己也感染了,但幸运的是,他康复了。

时至今日,它以"查士丁尼的瘟疫"为名被记载于历史文献。拜占庭历史学家普罗科皮乌斯的《战争史》记载了这场灾难。据说,在首都君士坦丁堡(现伊斯坦布尔),每天有五千人死亡,城市人口的40%消失了。

鼠疫横跨欧亚大陆继续扩散。从1095年夺回圣地,到1272年为止,十字军被八次(有不同说法)派往伊斯兰国家。一种说法认为,这多次远征使贸易变得活跃起来,推进了欧洲城市的发展。但同时,当战利品被装载到船上并带回,黑鼠也混进了船里,并进而在欧洲城市中传播了鼠疫。

有史以来最严重的鼠疫流行

13世纪到14世纪中叶,蒙古帝国扩展到中东和东欧,进入了鼎盛时期。丝绸之路的大部分被蒙古帝国控制,跨欧亚大陆的贸易蓬勃发展。

根据最近的研究,当时,鼠疫杆菌已经广泛传播在吉尔吉斯西北部的伊塞克湖(现为吉尔吉斯共和国)周边,即作为丝绸之路要塞的天山山脉地区。啮齿动物旱獭(俗称土拨鼠)被认为是天然宿主。该地区居住着许多基督教聂斯脱里派(景教)的信徒。他们的墓碑说明了当时鼠疫长期肆虐的事实。

在中国,大流行在元代1331年开始,1334年估计有500万人死亡,相当于河北省人口的90%。途经伊塞克湖的商人车队和军队,把鼠疫杆菌传播到中东,如巴勒斯坦和叙利亚,后进一步扩散至北非,如突尼斯,甚至似乎蔓延到了欧洲。据说,波斯(现在的伊朗)和埃及丧失了大约30%的人口。

1347年,鼠疫杆菌经过克里米亚半岛登陆西西里岛,次年扩展到地中海沿岸,包括罗马和佛罗伦萨。进而蔓延到除波兰及德意志东部以外的几乎整个欧洲地区,从西边的英国,到东边的俄罗斯西部,包括巴黎、波尔多和伦敦(图9)。

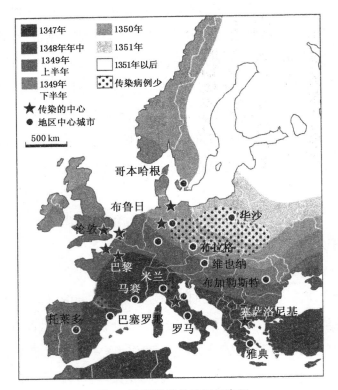

图 9　欧洲鼠疫的流行示意图

农业革命成为触发剂

　　瘟疫在这个时期暴发的原因被认为是这样的。从 10 世纪到 14 世纪,在被称为"中世纪温暖期"的气候的背景下,欧洲出现了所谓"中世纪农业革命"的技术革新。

　　从 11 世纪开始水轮迅速普及,在 12 世纪,冶铁业蓬勃发展,犁等农业器具的性能显著提高。因此,考虑休耕的三年轮作的三圃制农业制度得到普及,从而大大提高生产力。在粮食增产的背景下,以英国、德意志和法国为主的国家和地区的人口急剧增长。

可是，人口增长也导致了粮食短缺，价格波动加剧。加上 1314 年起出现异常天气，异常低温和长期的降雨持续数年。尤其是在 1315—1317 年间，整个欧洲出现严重的粮食危机。人们还无法从这次饥荒中恢复过来时，瘟疫又乘人之危袭击而来。

随着城市人口的增加，垃圾被倾倒在路上，人类和动物的排泄物和肉类的碎屑散发出臭味。这样的环境已成为瘟疫的传播源——老鼠的最佳繁殖地。在中世纪农业革命时期，掀起了开荒拓地的高潮，森林迅速地转换成了农地。为此，鹫、鹰、狐狸和狼等鼠类天敌的数量急剧减少，使得繁殖能力极强的老鼠数量快速增长。

大流行的纪念品

乔万尼·薄伽丘以 1348 年袭击意大利托斯卡纳地区的瘟疫为背景，执笔写下了《十日谈》。讲述男女十人到乡间别墅躲避瘟疫，因寂寞无聊而决定每人轮流讲述有趣的故事。其中生动地谈论到当时瘟疫的情况。

"在拥挤不堪的墓地里挖出宽大的深坑，把后来的成百具尸体像海运货物那样叠床架屋地堆放起来，几乎堆齐地面，上面只薄薄盖一层浮土。"（王永年译）

根据美国威廉玛丽学院的菲利普·迪里达估计，有 2 500 万至 3 000 万人死亡，相当于欧洲人口的 30%—40%。世界总死亡人数约为 7 500 万至 2 亿人。特别是，从法国南部到西班牙，有 80% 的人口失去了生命。到 14 世纪末，反复出现了三次大规模流行，还有多次中小规模的流行。

由于人口急剧减少，许多村庄变得无人居住。庄园主和农民之间的权力关系被逆转。原来每年要交贡粮的农民反而可以拿工资种地，这成为普遍的现象，也成为中世纪社会崩溃的驱动力。

此外，对无力的基督教会的不信任开始萌芽，催生了扬·胡斯和马丁·路德的宗教改革。在知道瘟疫的原因之前，"犹太人向水井里投毒"

的谣言传开,对犹太人的排斥更加激烈,对女巫的屠杀也频繁发生。

当农村变得无人居住时,耕地恢复成森林,史上森林面积首次增加。美国弗吉尼亚大学的古气象学家威廉·拉迪曼名誉教授认为,森林的激增减少了大气中的二氧化碳,导致气温下降,对从 14 世纪中叶持续到 19 世纪中叶的寒冷时期的"中世纪小冰河期"产生了较大影响(图 10)。

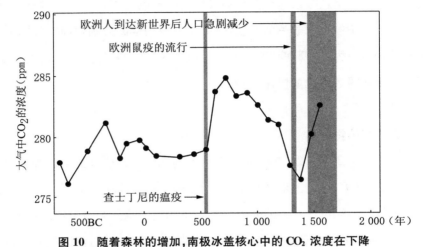

图 10　随着森林的增加,南极冰盖核心中的 CO_2 浓度在下降

［来源:Ruddiman, William R. (2010). *Plows, Plague and Petroleum: How Humans Took Control of Climate*, Princeton: Princeton University Press］

第二、第三波的袭击

在那之后,鼠疫间歇性地继续流行。在 17 世纪,欧洲又遭受了第二波鼠疫灾祸的打击。1663 年在荷兰流行,1665 至 1666 年也在伦敦流行。《鲁滨逊漂流记》的作者丹尼尔·笛福(Daniel Defoe)在《瘟疫》(中文名《瘟疫年纪事》——译者注)中,详细描绘了导致四分之一的伦敦市民死亡的疫情发生时的悲惨状况。

由于剑桥大学因瘟疫而关闭,牛顿回到家乡伍尔索普农村,避开了琐事的打扰,埋头研究万有引力定律。牛顿一生的成就几乎都集中在这一年的避难时期,被称为"牛顿奇迹年"。

1666 年,伦敦遭受了空前的大火灾,85％的房屋被烧毁。在重建中,由于强制性地建造砖石建筑,老鼠的栖息地减少了,鼠疫也消退了。可是,1720 年法国马赛暴发鼠疫,导致约 10 万人死亡。

1894 年,第三波鼠疫流行开始于中国云南省,迅速蔓延至香港,然后通过海上航线扩散到太平洋地区。在夏威夷,1899 年从香港驶入港口的船舶带过来的老鼠传播了疫情,瓦胡岛的唐人街遭到毁灭性灾难。疫情并没有停止蔓延,市政府决定将唐人街烧毁。可是,燃烧蔓延开来,发展成一场大火灾,有 400 人被烧死。

1899 年,鼠疫入侵了日本,源头是进入神户港的台湾船只上的船员。在随后的 27 年中,大大小小的流行不断发生,2 906 人感染发病,2 215 人死亡。之后,日本政府的瘟疫防御措施取得了成功,并在 1926 年控制了疫情。

1900 年,鼠疫传播到美国本土,首先在旧金山流行起来,113 人死亡。同一时期,澳大利亚也发生了疫情,截至 1925 年,反反复复出现了 25 次流行,大约 1 900 人死亡。

起源于中国云南省

1894 年,法国巴斯德研究所的亚历山大·耶尔辛(Alexandre Yersin)和北里柴三郎两人在同一时期分别发现了鼠疫杆菌。当时,北里柴三郎在德国细菌学家罗伯特·科赫(Robert Koch)的指导下开展研究。自那以后 100 多年来,鼠疫杆菌的起源已经被揭开了。

在 14 世纪大流行期间,群葬墓地可见于欧洲各地。巴斯德研究所的芭芭拉·巴拉曼奇博士等人在 2011 年发现了《十日谈》中描绘的群葬墓地(图 11),从骨骼和牙齿中采集了鼠疫杆菌的 DNA,并进行了基因分析。

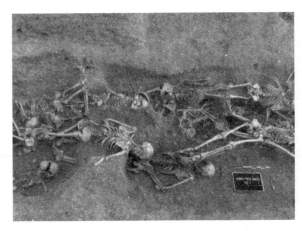

图 11　在法国罗讷河口省马蒂格镇发掘的 18 世纪瘟疫死者的集体墓地

新发现二系统的鼠疫杆菌，不同于已知的三系统的鼠疫杆菌。这二系统的鼠疫杆菌表明，中世纪欧洲的鼠疫杆菌是分成两路入侵的。在法国南部马赛港附近的 1347 年墓地发现的菌种，与 1349 年在英格兰威尔士边境附近的赫里福德墓地发现的菌种相同。它在法国地中海一侧登陆，并迅速蔓延到英国。

爱尔兰科克大学的马克·阿克特曼教授等国际团队根据各地鼠疫基因的突变情况制作了进化血统（谱系）树，并在 2010 年发表。其研究说明，2 600 年前鼠疫最初出现在中国云南省。

麻风病的肆虐

在欧洲，拥挤的都市社会诞生以来，许多疾病在不卫生的环境中根深蒂固。随着人口的增长和交通的发达，孤立地发展起来的社区之间的相互联系也有所增加，随着人与人之间的接触加深，疾病的传播速度也进一步加快。

疾病的来回传播流行，最初在欧洲和中东之间，此后是在欧洲和亚洲之间，在大航海时代之后，是在新大陆和南太平洋群岛之间。当新的疾病被带进一个没有免疫力的社会时,常常造成悲惨的灾难。

麻风病自古就为人所知。在印度西北部发现的4 000年前的人类骨骼中,在3 500年前的古埃及木乃伊中,都发现了麻风病的痕迹。在古希腊希波克拉底的著作,中国的《论语》和《新约圣经》中也有记述。

虽然不知道病的起源,但知道它感染灵长类的黑猩猩、白眉猴和犰狳科动物,因此麻风是"动物源性传染病"的可能性很高。法国巴斯德研究所等团体通过对DNA的广泛分析发现,麻风首先发生在从东非至中东一带。

亚历山大大帝的远征,甚至水手、商人和探险家们的移动,把麻风病带到欧洲、非洲、印度。18世纪后,通过奴隶贸易,也带到加勒比海和拉丁美洲。

自6世纪起,麻风病成为影响欧洲人口的严重疾病之一。11至13世纪,东征十字军士兵感染后把病菌带回欧洲,病菌由此在欧洲蔓延开来。为了隔离病人,整个欧洲建造了1.9万个麻风病疗养所。14世纪以后,这场流行病才被遏制下来。

在各种疾病中,麻风病患者由于最大的偏见和误解遭受到不公平的对待。在20世纪40年代,尽管知道了麻风病传染性弱,没有遗传性,而且可以用药物治愈,但是,在世界各地仍然实施了对病人的隔离政策。

日本于1907年颁布了《麻风病预防法》,几乎不承认患者的人权,强迫隔离,为不让患者生育后代而强制施行绝育手术。该法在89年后的1996年才被废除。

然而,在2003年,在熊本县的温泉酒店,发生了一起拒绝前麻风病患者团体住宿的事件。县政府指控酒店违反《旅馆业法》,得到有罪判决。这事件也让人们知道,对麻风病人的骚扰、指责和偏见是多么根深蒂固。

新大陆的悲剧

据今 1.4 万年前,当人类越过连接陆地的白令海峡而到达新大陆时,一起迁徙过来的人群也就几十人,最多几百人。新大陆与天花和麻疹病毒毫无缘分。因为这些病毒在没有一定数量以上的人口的地方是无法生存下来的。

此外,许多小规模定居点在地理上被隔离,牲畜的使用也只占极小一部分。因此,这些地方的人们对在欧洲流行的疾病没有免疫力,也没有发生像其他大陆那样源于牲畜的疾病传染给人的事。

到 15 世纪末,传染病突然从旧世界入侵新大陆,在原住居民间肆无忌惮地猛烈地传播。一个无防护的新大陆的土著社会是如何迅速崩溃的,可用哥伦布最早到达的岛屿之一,即加勒比海圣多明各岛的例子来完全说明。

据估计,被西班牙征服时,该岛的人口约为 100 万人。可是,1519 年西班牙人最初把天花带到这个岛上,加上对奴隶的猎获或屠杀,使这个岛上的人口在 40 年后竟然减少到只有几百人。

西班牙的征服者把各种欧洲的疾病带到了新大陆。其中导致最严重影响的是天花和麻疹。一个戏剧性的事件是阿兹特克帝国的崩溃。

西班牙的埃尔南·科尔特斯(Hernán Cortés)在 1521 年包围了阿兹特克首都特诺奇蒂特兰(现在的墨西哥城),历史上赫赫有名的"大征服者"埃尔南·科尔特斯,实际上差点被阿兹特克军队击退,濒临失败边缘。

然而,本应该发起最后总攻的阿兹特克军队,却一直没有发起攻击。西班牙军队有时间趁机重整起来后冲进首都,却看到这个城市被某种东西攻击而已经被摧毁的样子。大街小巷都是因天花感染而死亡的尸体(图 12)。

16 世纪初,阿兹特克人的人口据估计约为 2 500 万人。在 1550 年,

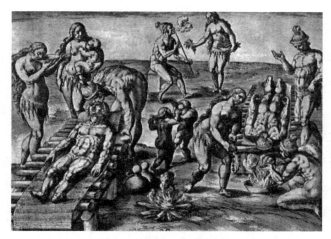

图 12　因天花而相继病倒的南美原住民
（16 世纪铜版画）

减少到 600 万人。到 1600 年左右,进一步减少到约 100 万人。几千年来发展起来的高度文明社会就这样简单快速地崩溃了。

一个接一个地带进来的疾病

天花在圣多明各岛登陆后,通过安的列斯群岛传播到墨西哥,将阿兹特克人灭绝之后,天花肆意传播的前线从巴拿马地峡又推进到了南美洲。1525 年至 1526 年侵入印加帝国。当西班牙军队到来时,印加帝国的人口急剧减少,政治基础几乎崩溃。

在天花之后,来自欧洲的传染病不断发生大流行。譬如,1530 至 1531 年的麻疹,1546 年的伤寒,接着是 1558 至 1559 年的流感,此外,腮腺炎、肺炎和伤寒等发生流行。这些疾病疫情的追击,又给因天花大流行而已经精疲力竭的人们毁灭性的打击。

在 1500 年,世界人口据估计约为 5 亿人。其中约 8 000 万人(在 4 000 万至 1 亿人之间,有各种说法)生活在南北新大陆。在哥伦布到达后的仅仅 50 年间,其人口就减少到 1 000 万。

秘鲁的印第安人口从哥伦布到达之前的 900 万减少到 1570 年的约 130 万。据估计,巴西的印第安人口曾超过 600 万人,但因疾病和混血而急剧减少,目前只剩下 45 万人。

进一步地,随着新大陆与非洲的贸易开始,非洲传染病与奴隶一起被带入新大陆。疟疾于 16 至 17 世纪、黄热病于 1648 年被带进新大陆。这两种疾病根植于新大陆,并蚕食土著居民和来自欧洲的移民的健康。

传染病最初是偶然被带到新大陆的。但西方人惊叹其巨大的影响,而故意利用起这些疾病。为了排除当地人在农场建设等方面的干扰,他们进行了"细菌战",比如给印第安人提供麻疹患者的衣服。

有留存下来的记录记载,在 18 世纪的加拿大,英国和法国购买麻疹患者的衣服并分发给土著居民,作为有效消灭土著居民的一种方式。这些土著部落现在完全灭绝了,甚至没有留下任何痕迹。

原住民的"复仇"

传染病不是完全从欧洲到新大陆的单向传播。欧洲在 15 世纪 90 年代受到梅毒的猛烈攻击。1494 年,入侵意大利的法国军队首先广泛地意识到其影响。

从那以后,梅毒迅速地蔓延到整个欧洲。在瓦斯科·达·伽马于 1498 年发现印度航线后,梅毒也传播到亚洲。1505 年,中国和日本也确认了有人被感染。在那之后,欧洲的水手还把它传播到太平洋一带。

关于梅毒的起源,有反对意见认为,这是一种新型的热带地区传染病,称为草莓瘤,是欧洲的一种地方疾病,并且经变异成为通过性交感染的传染病。但是,在欧洲的最初记录表明,哥伦布从第一次新大陆航行回来后的第二年,即 1493 年,巴塞罗那发现了最初的病人,而且是哥伦布船队的水手从新大陆带回的疾病。这一说法是有较强说服力的。

在跟随哥伦布航行的 90 名船员中，名字流传至今的大概就是莫格尔的胡安。在抵达加勒比海后，他专心地努力与当地的原住民妇女进行"交流"。

1493 年，他回到西班牙的母港。一段时间后，他发烧了，皮肤被皮疹覆盖，渐渐地头痛和妄想越来越严重，两年后死于主动脉破裂。他正是"旧世界"的梅毒零号病人。

交通发达带来的 SARS

今后，新的传染病会以什么形式威胁我们？SARS 的突然暴发，给我们一些启示。在 2002 年 11 月，具有强烈传染性的病毒感染者首次出现在经济繁荣发展中的广东省深圳市。当时，许多来自农村的外出打工的年轻人聚集在那里。

广东一些人有吃野生动物肉的习惯，吃"野味"的风俗根深蒂固。在"野味市场"，有各种活的动物和肉出售，如蛇、蜥蜴、猴子、海豹、黄鼠狼、老鼠和穿山甲等。病毒可能从野生动物传染给了在野味市场或提供野味的餐馆里工作的年轻人。当疾病发作时，病人出现高烧、咳嗽和呼吸困难等症状，然后体力衰竭而死亡。

当时，一名中国裔美国商人途经上海和香港抵达河内，因不明原因的严重呼吸道疾病住院，之后被送往香港的医院治疗，结果死亡。后来，在他最初入院的河内的医院里，数十名医生和工作人员也出现同样的症状，而且，在他紧急转往的那家香港医院里，参与治疗的医生和护士也发病了，并且有人死亡。

与此同时，感染在香港蔓延。在广东省广州市一家医院治疗肺炎的一名医生，不知道自己感染了 SARS，他前往香港并入住在市区的一家宾馆。

该医生发病，被送往医院。但是，房间里散落着医生的呕吐物和排泄物。清扫客房的宾馆员工用同样的清扫工具清扫了别的房间,从而传播了病毒。新加坡人、加拿大人和越南人等 16 人被感染。此外,由于他们把病毒带回了自己的国家,病毒也就蔓延到了海外各地。

在那位医生曾经住过的香港医院里,有 50 多名医生和护士出现同样的症状而发病倒下,导致医院混乱而不能正常运转。此外,因为在同一家医院住的一名男性病人去到他弟弟居住的市区内的高层公寓,导致了住在此公寓的 321 人感染。由于公寓下水道排水管的不完备,该男子的飞沫和粪便中含有的病毒很可能被厕所的换气扇吹入空中,并在公寓内扩散开来。

研究发现,病原体是一种新型的冠状病毒,被命名为"SARS 病毒"。强烈的致病性和对医务人员的感染使全世界感到恐惧。3 月 12 日,当世界卫生组织发出全球警报时,疫情已经从广东省、山西省蔓延到多伦多(加拿大)、新加坡、河内、中国香港和中国台湾。结果,到 2003 年 9 月疫情被控制为止,根据世界卫生组织的数据,确认在世界 30 个国家和地区,有 8 098 名感染者,774 名死亡者。

最开始,天然宿主被怀疑是在野味市场出售的果子狸,但最终确认果子狸只是中间宿主,而中华菊头蝠是最初的"震源",从这种动物体内分离出了冠状病毒。然而,其基因结构与任何已知的冠状病毒有很大不同,是新的冠状病毒。

非洲传染病蔓延在纽约

喷气式客机和高速铁路使人们和货物能够高速、远距离地移动,这可能使偏远地区的疾病在一个意想不到的地方出现。1999 年,非洲的地方疾病"西尼罗河热"突然在纽约流行起来。这是一个很典型的例子。

1999 年 8 月,数百只乌鸦在纽约市中心皇后区的街道上摇摇晃晃地走来走去,然后摔倒而死。这是热带病西尼罗河热暴发的开始。最后,

7 人死亡,62 人被诊断患有脑炎。除乌鸦之外,还报告有野鸟和马被感染而死亡,这让美国人惊慌失措。

那以后,感染爆炸似地扩大。2002 年,在 39 个州和首都华盛顿,有 4 156 名感染者出现。到 2012 年底,蔓延到全国各个州和首都,感染者达到约 3.7 万人,死者达到约 1 550 人。进一步地又蔓延到加拿大和墨西哥。

感染了这种病毒的人中,大约有 80% 不会出现症状。其余 20% 的出现症状的人,主要表现为突然高烧、头痛、肌肉酸痛、关节疼痛等,在 140 至 150 人中会有 1 人因脑炎或脑膜炎而死亡。65 岁以上的老年人的死亡率较高,约 50 人中有 1 人死亡。

这个疾病最初只是发生在东非,是由野生鸟类携带的病毒引起的。因为在 1937 年首个病人在乌干达西北部的西尼罗河地区被发现,所以被命名为西尼罗河热。之后,在欧洲、西亚、中东和大洋洲等地,从人、鸟类和脊椎动物中也发现了此种病毒。

1990 年以来,除美国外,阿尔及利亚、以色列、加拿大、刚果民主共和国、捷克共和国、罗马尼亚和俄罗斯等国均报告了集体感染事件。在日本,一个 30 多岁的男性公司职员,于 2005 年 9 月从洛杉矶返回后,被诊断为日本第一例西尼罗河热患者。

每天约 50 个定期航班从美国本土飞往日本。厚生劳动省的一项调查显示,在国际航班上,曾捕获了蚊子。此外,根据农林水产省的统计,每年有 20 万至 30 万只鸟作为宠物从世界各地进口到日本。这个状态下,任何时候,任何病毒入侵日本,都不足为奇。

西尼罗河热病毒是黄病毒属的一种,黄病毒能引起包括日本脑炎在内的各种脑炎。蚊子吸鸟类的血,于是会携带这种病毒,通过叮咬感染人类和其他动物。在美国被证实感染的鸟类有 220 多种,包括乌鸦、冠蓝鸦和家麻雀等。

这种病毒如何侵入大城市还是个谜。有观点认为，是从非洲进口的鸟类宠物或者蚊子携带进来的。在城市中，被扔掉的空罐、空瓶子、旧轮胎和死水沟等，这些可能积水的环境使得蚊子容易孳生繁殖。

除了全球变暖之外，热岛效应也使大城市的气温升高，大城市成为蚊子的温床。美国报告的早期病人的发病日期以夏季的 7 月中旬到 9 月上旬为顶峰。然而，近年来，在 6 月或 12 月也开始出现。

传染病的新威胁

趁人类社会变化的间歇而入侵人类的病原体分别在不同的地点和时间扎根下来，然后通过人与人之间的接触而传播到新的区域。也许第二波、第三波的 SARS 或西尼罗河热疫情已经在悄悄地袭来，也许这些试图入侵人类的病毒正在反复发生突变。

这种担心已经变成现实。从 2012 年底到 2013 年 5 月，如沙特阿拉伯、卡塔尔和突尼斯等中东地区，发生了类似于 SARS 的呼吸道疾病"MERS 冠状病毒感染"。MERS 是 Middle East Respiratory Syndrome（中东呼吸综合征）的缩写。在英国和法国，有男子与从中东返回的人接触时也感染了此病毒。

根据世界卫生组织的说法，到 2014 年 10 月，在 21 个国家中确认了 855 人被感染，死亡人数达到 333 人。死亡率接近 40%。在对保存的血样的检查中，发现这种病毒至少在 1992 年就已存在。荷兰等国的研究小组发表了骆驼是感染源的结论。

随着"交通工具"从步行、马、帆船、汽船、铁路、汽车到飞机的发展，人和物可以以前所未有的速度和规模移动，像 SARS 和西尼罗河热一样，搭便车的病原体也会在很短的时间内被运送到远处。此外，人类开始密集地生活在城市中，这给病原体感染创造了良好的条件。

第二部分

与人类共存的病毒、细菌和寄生虫

第四章　幽门螺杆菌是敌人还是盟友——胃癌的原因

日本最大的传染病

不少人都有一两次胃反酸（日语：虫酸が走る）的经历体验吧。"虫酸"也写成"虫唾"（虫流出的口水）。老人们曾笃信，"虫"住在肚子里，当它开始蠕动时，就会引起"虫在提醒""肚子里的虫不停在动"和"肚子里的虫子在叫"等这些感觉。"虫酸"的本来的含义是指，在诸如饮酒宿醉等状况下，胃液回流到嘴里时令人感觉不快的酸味唾液。

胃液的主要成分是盐酸，所以是酸的。空腹时，pH 值在 1—2 之间，似汽车电池的强烈的酸性水平。当进餐后下降到 pH 值 4—5。胃液通过消化蛋白质、脂肪和碳水化合物来帮助吸收营养，同时通过杀死引起疾病的细菌和病毒来防止感染。

没有人想到还有细菌生活在这种强酸性环境中。这种细菌正是幽门螺旋杆菌（Helicobacter pylori），简称"幽门螺杆菌"。现在，它获得了"日本人中最大的传染病"的地位。

"Helico"意思是"螺旋"，是与直升机（helicopter）相同的词源。"bacter"的意思是"细菌"。而"pylori"意指胃的出口"幽门"。因为它的形状扭曲了 2—3 次，并有 4—8 根鞭毛，所以它被称为幽门螺旋杆菌。

19 世纪以来，人们一直发现在胃中有螺旋尾巴的细菌，但被认为是碰巧"正好在场"的细菌。西澳大学教授罗宾·沃伦(Robin Warren)和巴里·马歇尔(Barry J.Marshall)是打破这一常识的两位研究人员。

他们从胃里提取螺旋杆菌进行培养,经过艰苦努力,终于在 1982 年取得了成功。此细菌生长速度比普通细菌慢得多,培养繁殖很难被确认。碰巧正值复活节休假,就让培养皿放置了五天,结果细菌开始增殖。

巴里·马歇尔在自己的胃中作了实验实证,喝下细菌培养液,会导致胃炎,使用抗菌剂去除细菌可以治愈胃炎。当时,这种细菌的发现很少引起注意,因为胃炎和胃溃疡被认为是压力引起的。后来,都弄清楚了,这细菌是胃癌、胃溃疡、十二指肠溃疡、慢性胃炎的罪魁祸首。两人在 2005 年获诺贝尔生理学或医学奖。在体检中,应该有很多人被推荐去检查和消除这种细菌。

在阪神·淡路大地震后不久,胃溃疡患者的数量迅速增加,压力理论又回来了。然而,在神户大学医学部附属医院的检查中发现,83％的胃溃疡患者携带幽门螺杆菌,那些没有感染幽门螺杆菌的人在地震后几乎也没有患胃溃疡。

幽门螺杆菌的真面目

据德国和美国研究人员的研究,地球充满了微生物,每年有超过 200 万吨的细菌和病毒,5 500 万吨的细菌孢子像细雨一样倾泻而下。从地球表面 40 公里高空到海平面以下 10 公里的深海底都有微生物生息。

事实上,人体也充满了称为"正常菌群"的微生物。其中许多菌种有比人类更古老的进化历史。顾名思义,正常菌群是日常地生活在人体中的细菌。人体中几乎无处不在。

特别是,暴露于外部环境的部分,如皮肤、嘴、眼睛、鼻子、气道、尿路、肛门和女性生殖器,总是有细菌依附着。人在母亲子宫里时,处于无菌状态,但在分娩的同时暴露在细菌中,细菌在体内增加。幽门螺杆菌是这些正常菌群中的一种。

根据美国布朗大学的苏珊·休斯副教授的分析,从迄今为止发现的人体正常菌群所在的人体部位来看,在舌头上有 7 947 种,喉咙有 4 154 种,在耳朵的背面有 2 359 种,在大肠里有 33 627 种,在女性生殖器的入口有 2 062 种。

从嘴到肛门的肠道中,有大量的细菌存在,如帮助消化和免疫的大肠杆菌、乳酸菌、酪酸菌(又称丁酸菌——译者注),以及产生臭屁的韦氏梭菌(产气荚膜梭菌)等。从喉咙到肺部的气管道存在肺炎球菌、肺炎杆菌。在皮肤上,存在引起青春痘(痤疮)的痤疮丙酸杆菌,引发头皮屑的马拉色菌,引起脚气病的白癣菌。在女性生殖器常驻的细菌中,具有代表性的有念珠菌和双歧杆菌等。

据估计,在人嘴里有 100 亿个、皮肤上有 1 万亿个以上的细菌存在,在人体中,其总数是构成人体的细胞数量的 10 倍以上,即数百万亿个。正常菌群的总重量达 1 300 克,这相当于大脑的重量。

近年来的基因破译解明,肠道中的微生物群总共有 330 万个基因,相当于人类基因的 100 倍。其中一部分以各种各样的形式发挥着对我们有益的作用。

寄宿于肚脐的细菌

美国北卡罗来纳州立大学的生物学家罗伯特·邓恩博士的研究团队于 2011 年推出了"肚脐生物多样性计划"。试图找出所有存在于肚脐的细菌。肚脐很少得到清洗,从形状上很难保持清洁。不要清除肚脐上的黑芝麻似的东西,有许多人被这样教导过吧。

肚脐的芝麻状的污垢由皮肤的细胞、汗毛、灰尘和细菌等被皮肤的脂肪和汗水成分所凝固而形成。它是细菌的理想栖息地。采集 60 名志愿者的肚脐芝麻垢进行培养后,共有 2 368 种细菌被发现,据说其中

1 458 种可能是新种类的细菌。

从没有清洁过肚脐的记忆的人的肚脐中,科学家发现了两种"极端环境微生物",而这些微生物被认为是在极地冰盖和深海底的温水喷出口等处生存的。以前只在日本的土壤里存在的细菌也被发现了,而这个细菌"携带者"从来没有去过日本。

共存共荣的正常菌群

正常菌群在体内相互排斥和共生,同时保持一定的和谐,并共存共荣。动物与正常菌群建立了密切的关系。特别是,在 100 兆个细菌常驻的肠道内,比拟成一个惊人地发达的植物生态系的话,可被称为"肠道细菌花圃"。因为大便的一半左右是肠道细菌或其尸体,可见其数量也不是一般般的。

没有大肠杆菌,我们就无法生存。它有助于分解多糖和淀粉,并产生与脂肪的积累有关的维生素和激素。它也是免疫系统发育所必需的,且可阻止有害细菌的暴发性繁殖。

酸奶广告中熟悉的"乳双歧杆菌"是典型的例子。这细菌帮助消化,并把新入侵的细菌作为陌生人加以消除,保护胃肠不受有害细菌的侵害。在小鼠实验中,当某些双歧杆菌分解糖时,会产生醋酸,而这醋酸能够保护结肠黏膜。

全世界正在研究"便微生物移植",即将健康人的肠道细菌移植到肠道疾病患者体内,并开发由肠道细菌制成的治疗药物。据说,对治疗恶性肠炎有一定的效果,如溃疡性结肠炎和过敏性肠综合征等。

人和正常菌群并不总是和平共处。这些正常菌群在本来的寄宿部位生活,在人体健康的状态下,几乎对人不造成伤害。可是,即使在肠道中没有任何坏处的大肠杆菌,当进入膀胱部位时,也会引起膀胱炎。就是说,大肠杆菌具有一个巧妙的调和机理,只要生活在肠道中,就不被视为异物。

另外，当不熟悉的"野生细菌"进入人体或人体失去免疫力并陷入无防护状态时，某些正常菌群就会突然露出凶相。这些平时看似无害却在突然间变得令人可怕的细菌被称为机会致病菌。

当免疫力较弱的老年人感染流感时，呼吸道中的细菌会导致肺炎。而长期服用抗癌药物或抗生素的患者经常被发现有正常菌群异常生长的情况。艾滋病人特有的肺囊虫肺炎就是健康状态下无害的正常菌群引起的。

每5个日本人中有超过1人会患"过敏性皮肤炎"。关于其原因有各种各样的说法。有种猜测是，其与皮肤正常菌群中的一种细菌产生的蛋白质有关联。此外，实验已经确认，抗生素杀死有益的正常菌群会突然让人发胖。在过去的半个世纪里，美国肥胖人口增加了3倍。一些研究人员声称，除了过量摄入碳水化合物和脂质外，还与抗生素有关。

近年来，发现一些有趣的事情。美国俄克拉何马大学塞西尔·刘易斯教授的研究小组在调查智利沙漠中发现的木乃伊的肠道细菌。其结果表明，8 000年至1 400年前的人体中的正常菌群与现在非洲农村地区的人们非常相似，却与住在都市的现代人有很大的区别。这说明，在过去每个人都有类似的正常菌群，但是，因药物和饮食，这些正常菌群已经发生了改变。

幽门螺杆菌的熟练生存技巧

幽门螺杆菌的大小大约是1毫米的250分之一。当胃的酸度弱时，它在胃黏膜细胞的表面层，以氨基酸和肽作为营养来源而繁殖生长。当胃内部的酸性变得强烈时，它产生一种叫作脲酶的酶，将胃黏液中的尿素分解成氨气和二氧化碳。而氨气可以中和胃酸，以维持"安全"的环境。

似乎大多数人曾经都被幽门螺杆菌感染过。即使在今天，世界一半人口仍然被认为是幽门螺杆菌的携带者。在日本,有 5 000 万至 6 000 万人,即近一半的人口带有这种细菌。在年轻人中,大约 20%到 30%的人被感染,而在 50 岁以上的人中,有 70%的人被感染。

虽然这么多人被感染,但很少有人患胃溃疡等疾病。据说,感染者25 至 50 人中,发病者 1 人。相反,在 98%的胃癌患者中发现带有此细菌。日本国立癌症研究中心的研究表明,幽门螺杆菌感染者患胃癌的风险是无菌者的五倍。

幽门螺杆菌的传染方式是经口感染。换句话说,混合在粪便里的细菌通过从嘴里进入来传播。据说母亲嘴对嘴给婴儿喂食物也是主要的感染途径。根据最近的研究,因为免疫力不发达且胃液的酸度也较弱,从婴儿到 10 岁左右的儿童感染较多,而在成年后的感染较罕见。

感染率与冲水便器的普及率等的卫生条件密切相关。在发展中地区,超过 90%的人被感染,但在发达地区,则只有 10%—20%被感染。日本中老年人感染率高,被认为是由于其儿童时期的卫生条件差。年轻一代的感染率低,证明环境改善了。

即使在欧美,20 世纪上半叶,大多数人都带有幽门螺杆菌。根据最近的一项调查,在美国、瑞典和德国等国家,携带幽门螺杆菌的儿童已下降到 6%以下。其原因被认为是,由于中耳炎和呼吸系统疾病,小孩使用抗生素的机会增加,幽门螺杆菌被杀死了。

细菌的南北问题

奇怪的是,在欧美和非洲国家,像日本一样感染幽门螺杆菌的人有许多,但胃癌患者却很少。即使同在东亚地区,越往南面,胃癌的发病率就越低。根据世界卫生组织 2008 年的统计,世界平均胃癌发病率是每10 万人 14.1 人,而东亚则有 30.0 人。这与欧洲的 10.3 人和北美的 4.2 人相比,压倒性地高。

胃癌集中在东亚,最差 5 国的每 10 万人发病率排名是韩国 41.4 人,蒙古 34.0 人,日本 31.1 人,中国 29.0 人,危地马拉 28.6 人。

大分大学医学院的藤冈东彦教授等人发现,在西方和亚洲国家的幽门螺杆菌的基因类型不同,而亚洲各国的幽门螺杆菌的基因类型也不一定相同。这种差异很可能导致其胃癌的发病率的不同。

在东亚人的胃中常驻的幽门螺杆菌的 90% 以上有特定的基因,会引起胃黏膜发炎或萎缩导致胃癌。然而,欧美人的幽门螺杆菌中,这种基因的持有率只有大约 30%—40%。

幽门螺杆菌,因为它攻击胃壁的细胞,其损害积累而容易导致胃癌。而且,加上其他危险因素,使胃癌的风险增加。"带菌而且吸烟"的人与"无菌且不吸烟"的人相比,患胃癌的风险要高 11 倍。即使与"无菌而吸烟"的人比,其风险也高 1.6 倍。同样,"带菌而且高血糖"的人的胃癌风险是"无菌且血糖值正常"的人的 4 倍,甚至也是"带菌而血糖值正常"的人的 2 倍。

幽门螺杆菌讲述人类迁徙

从不同人群体内的幽门螺杆菌基因突变中,可以推断出人类的足迹。

在生物体复制自己的 DNA 并将其传给后代的过程中,复制错误引起突变,然后错误积累起来,细菌开始进化。可以说,DNA 也是进化的化石。如果基因的突变在一定时间内以一定比例发生,则根据突变的数量,可以估计具有相同祖先的生物物种是何时分化形成不同分支的。这就是所谓的"分子钟"。

基因的变化速度因生物体的类型而不相同。假设一个基因以每 10 万年 1 个变异的速度变化,如果两个物种的基因有 50 个变异,那么就可算出在 500 万年前就发生了演化。利用这个分子时钟,可以估计,在 487 万年(±23 万年)之前,人类与黑猩猩从共同祖先开始分化了。

细菌生长的速度很快,基因突变所需的时间比人类短得多,因此很容易跟踪其进化的足迹。来自英国剑桥大学和德国马克斯·普朗克研究所的科学家团队从不同种族和民族身上采集幽门螺杆菌,以比较其基因,并用分子钟模拟其进化。

根据模拟结果,非洲人携带的幽门螺杆菌的基因多样性随着与东非的距离增加而减少。换句话说,分化的年代逐渐地变晚近。据此,发表了这样的假设:幽门螺杆菌的祖先潜入人类的胃里,从非洲启程,在经过中亚、欧洲和东亚之后,扩散到北美和南美洲。

在迁徙移动过程中,幽门螺杆菌也发生了各种基因突变,现在可以被分为七种亚型。

- 欧洲型(欧洲、中东、印度等)
- 东北非洲型
- 非洲 1 型(西非)
- 非洲 2 型(南部非洲)
- 亚洲型(北印度、孟加拉国、泰国、马来西亚部分地区等)
- 萨胡尔型(澳大利亚原住民、巴布亚新几内亚)
- 东亚型(日本、中国、韩国、南太平洋、美国原住民等)

在北美,各种亚型都被带进来了,这反映了来自世界各地的移民和奴隶贸易等情况。

此外,大分大学医学院的山冈吉生教授分析了不同种族携带的幽门螺杆菌。根据幽门螺杆菌的分布,绘制出人类壮丽的迁徙途径(图 13)。基于此,幽门螺杆菌从 5.8 万年前离开非洲开始传播,在 3 万年前到达亚洲。到约五千年前为止,从那里再蔓延到东南亚和太平洋。

另一条路线从亚洲穿过当时是陆桥的白令海峡,从北美向南延伸至南美洲。在非洲人和日本人中,幽门螺杆菌的基因序列有 50% 的差异,相反日本人和北美的原住民则非常相似。

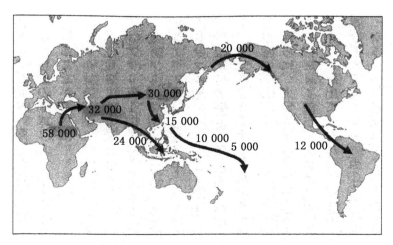

图 13　幽门螺杆菌扩散的推定路径示意图，数字表示从现在起回溯的分化年代
（据 *Newton* 2012 年 5 月号刊载的山冈吉生教授发表的图片制成）

　　根据幽门螺杆菌的突变推算的人类迁移年代，与迄今为止基于人类学的人类迁移年代，以及基于语言学的不同语言的分支年代等的研究成果比较，是相当吻合的。

　　与东亚型相比，欧洲和非洲型的幽门螺杆菌的致病性较低。一般地，病原体与寄生宿主一起进化时，会逐渐削弱致病性，并寻求与宿主共存的道路。

　　然而，随着人类的迁移，幽门螺杆菌的致病性却变得更加强烈。本来，在东亚型刚演化不久的时代，其致病性应该比非洲和欧洲的弱。其理由还不清楚。

是感染还是过敏？

　　笔者已超过 70 岁，虽然是幽门螺杆菌的感染率最高的年龄段，但健康检查总查不到它。尽管如此，因食管炎和十二指肠溃疡，一直被胃酸反流困扰着。如果肠内"饲养"着幽门螺杆菌，似乎可以中和多余的胃酸，防止胃液的回流。没有幽门螺杆菌是好，但没有的话也有烦恼。

纽约大学的马丁·布拉斯特教授认为，由于幽门螺杆菌长期寄生在人类身上，因此有着某种存在的意义。本来，幽门螺杆菌是每个人都有的正常菌群。在发达地区，感染人数竟然这么地减少了，其原因被认为是，人们在清洁的环境中长大，并且从儿童时期就获得抗生素治疗。

据说，儿童时期，如果在可能感染细菌和寄生虫的不卫生的环境中长大，以后就很难患过敏症。奥地利萨尔茨堡大学的约瑟夫·利德勒教授证明了这一点。十多年来，教授对农民和非农民的孩子的过敏症发病率进行了比较研究。

其结果表明，与非农民的孩子相比，农民的孩子患花粉症的发病率只有三分之一，哮喘只有四分之一。调查了生活环境和饮食等方面，但没有太大的区别。研究发现，即使是非农民的孩子，如果接触牲畜的机会多的话，过敏概率就低；如果经常置身于牲畜棚那样有更多机会接触细菌的环境的话，过敏症就不太可能发生。

美国的一项研究也发现，与没有饲养过宠物的小孩相比，与宠物接触机会多的小孩患过敏症的风险更低。可是，也有一些医生认为宠物会加重过敏症。

在其他调查中也发现，经历过某种感染的小孩较少有过敏症。流行病学调查也指出这一现象，自 20 世纪 90 年代末左右，人们一直在讨论。这被称为"卫生假说"，英语就是"clean house syndrome"（清洁房屋综合征)，和"朋友丧失假说"（这意味着没有防止过敏的朋友)。虽然有些人对此持否定和怀疑态度，但近年来，支持这一假设的研究发现越来越多。

作为免疫细胞的辅助性 T 细胞，有 Th1 和 Th2 型。Th1 参与细胞免疫，Th2 参与体液免疫。因为抗体溶解于血清中而存在，所以这种方式被称为体液免疫。

在刚出生后不久 Th2 占优势，但它会通过感染细菌等分化成 Th1，两者趋于平衡。这种平衡使过敏变得困难。但是，当在没有感染的环境下生长时，Th2 一直占上风，因而更容易过敏。

布拉斯特教授研究了儿童哮喘和幽门螺杆菌之间的关系。根据其结果，感染幽门螺杆菌的人不太可能患哮喘，幽门螺杆菌抑制其他过敏的证据被找到了。这种现象仅在儿童时期常见，而在成人中难以见到。教授指出，特别是在童年时期，幽门螺杆菌具有抑制过敏的很大的好处。

激增的过敏症

许多人相信"细菌是坏的"。特别是日本人，被抗菌制品包围着，手接触的东西都被消毒，还鼓励勤洗手。日本是世界上最"卫生"的国家。

幽门螺杆菌最初与人类共生，尽管存在胃癌的风险，在寿命没有达到50 岁的时代并不是个大问题。可是，因为人们寿命变长，创造了一个过于卫生的环境，从而与细菌的共生关系已经发生变化。

20 世纪上半叶，日本人的三大死因是"肺炎""胃肠炎"和"肺结核"这些传染病。然而，在 20 世纪下半叶之后，随着营养和卫生条件的改善、治疗和医疗系统的进步，这些疾病迅速减少，排位前面的死亡原因被"癌症"和"生活习惯病"所取代。换言之，与传染病的防治成反比，过敏症正在急剧增加。

根据日本厚生劳动省的《过敏性疾病控制报告》(2011 年)，包括花粉症在内的过敏性鼻炎患者，占全国人口 47％以上，过敏性皮肤炎(特异性皮炎)达到约 10％。每两个人中，有一人过敏，过敏症成为了国民病。世界卫生组织在《过敏症白皮书》中指出，全球有过敏症增加的趋势，全世界人口的 30％都有某种过敏症。

具有讽刺意味的是，传染病的感染减少了，这回却又因过敏症而苦恼。感染和过敏这两者的关系，就像跷跷板一样，这边下去了，那边却起来了。

患胃癌的名人

拿破仑(1769—1821年)在肖像画中,常常把右手伸进上衣里。究其原因,这之前流传着各种各样的说法。"因慢性胃溃疡而压住不舒服的胃","患有腹部皮肤病","手上有畸形而隐藏着手",以及"怀表的发条松了在上发条"。不,有人说,"这仅仅是当时肖像的典型姿势而已",等等。

关于拿破仑的死因,也有各种各样的说法在流传。特别是,"砷的毒杀"的说法改头换面地变换着花样流传着,至今还引起议论。被毒害而死的这个说法的根据是薄弱的,因为砷当时被用作尸体头发的防腐剂。法国政府一贯坚持说是因患胃癌而死。也有很多证言说,他长期遭受胃溃疡的痛苦折磨。在死后的尸体解剖中,确认了其胃上有洞,是患了癌症。

得克萨斯大学医学院的罗伯特·吉内塔教授等癌症专家的近年研究也得出结论,即散发性、渐进性的胃癌是导致其死亡的原因。拿破仑的体重在死亡前两个月下降了10至15公斤,脸色极差,经常抱怨腹痛,吐血等症状表明,幽门螺杆菌感染导致胃溃疡,进而发展到癌症,这是极其自然的说法。

关于武田信玄(1521—1573年)死因的争论至今也未停止过。除了"暗杀说"和"战斗负伤说"以外,还提出有"胃癌说"。一种说法是,武田在三方原之战中压倒性地战胜了德川家康,夺取天下就在眼前。可是,这个时候,武田信玄的胃癌已经是晚期。

德川家康(1543—1616年)在大阪夏季的阵地中消灭了丰臣家族,并在统一天下后的第二年去世。死因据说与"天妇罗食物中毒"有关。根据是,1616年1月21日,他在猎鹰狩猎后,吃了"鲷鱼天妇罗",然后感到剧烈的腹痛和恶心。但是,食物中毒说法有些牵强,因为他死于4月17日,这是他吃了天妇罗后近三个月的事了。所以,也可认为是由于胃癌扩散的原因。

第二代将军德川秀忠(1579—1632年)也被猜疑是患胃癌而死,因为在死亡前长期出现腹痛，食欲不振，呕吐等症状，一直持续了一年多。

夏目漱石（1867—1916 年）在伦敦留学时 34 岁左右起就因胃肠道疾病而受折磨。在 40 岁时完成了杂志连载小说《我是猫》。他在小说中写道，主人公苦沙弥老师胃虚弱，脸色不好，以致在多吃饭后饮用高峰氏淀粉酶之类胃肠药。

夏目漱石在 43 岁左右就得了胃溃疡，并反复多次住进长与胃肠医院。幽门螺杆菌被认为是胃溃疡的原因。当时，治疗的唯一办法是用加热的魔芋来暖暖腹部而已。虽然他继续坚持写作活动，但是在未完成的《明暗》的写作中，因胃部大量出血而死，享年 49 岁。他的胃连同大脑一起捐赠给了东京大学医学院。

第五章　寄生虫操纵人？——猫和弓形虫

如果你被猫传染了寄生虫——

- 也许会容易遇到交通事故，
- 也许会突然变得受异性欢迎，
- 也许走上犯罪之路，
- 也许想自杀。

上述无论哪一种现象都会令人感觉奇怪，也许会因此而攻击感染上猫的寄生虫"弓形虫"的人。现在已经了解，当人感染上这种弓形虫病时，可能大脑被占用，精神被控制。作为万物灵长的傲慢的人类，甚至性格，都被只有千分之几毫米的微小原虫操纵，这是一件多么可怕的事。然而，据说受到这种影响的人并不多，所以不要过于担心。

弓形虫最初本是以猫为宿主，也是感染人类的"动物源性传染病"。捷克的布拉格查理大学（Univerzita Karlova）的进化生物学家雅罗斯拉夫·弗莱格尔（Jaroslav Flegr）教授（图14）首先注意到了这种原虫的特异行为。

1990年，弗莱格尔教授了解到自己感染了弓形虫。不久之后，意识到自己的行为发生了变化。粗心大意的行为增加，反应变得迟钝，即使汽车接近突然鸣喇叭，也不会躲闪。这些令人费解的行为难道不是由于这种原虫的感染而造成的吗？这个念头在教授脑里闪现。

弗莱格尔教授提出了一个大胆的假设，认为寄生虫的感染会改变人的行为。可是，这个假设得到的反映是很不好的。同事们对此一笑了之，且

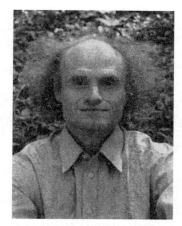

图 14　雅罗斯拉夫·弗莱格尔教授
（来源：布拉格查理大学公开资料）

将其当作"目击 UFO（不明飞行物）"一样的笑谈。论文投稿到学术期刊，也根本不被注意，教授本人也没有被当作一个体面的科学家对待。

现在，许多研究人员相信这个假说，并发表了许多相关论文。行为生物学的顶级权威、斯坦福大学的罗伯特·萨波罗斯基教授也是该理论的支持者。

弓形虫是寄生在动物身体中的单细胞微生物，是一种原虫。1908年，法国巴斯德研究所的科学家从仓鼠体内发现了弓形虫。在人体中，1938 年在纽约市的一家医院里，在对一名刚出生不久就去世的新生儿的解剖中发现了它。进入 20 世纪 50 年代后，人们发现从生肉中可感染弓形虫。

美国马里兰州动物寄生虫研究所的本杰明·罗森塔尔博士等人分析了世界上 46 种弓形虫的基因家族谱系，并制作了物种进化树。据此解明，其共同的祖先可以追溯到大约 1 000 万年前。它分支为如"南美型"和"北美型"等四个谱系进化，到约 100 万年前进一步分支为 11 个谱系，直到目前为止，分支进化为 46 个谱系。

原虫把大脑劫持了

先介绍这个理论的要点。

已知的弓形虫的同族原虫,有蚊子传播的疟疾寄生虫、引起女性的阴部发炎的滴虫、污染自来水导致食物中毒的隐孢子虫等。除了猫科动物外,弓形虫还寄生在 200 多种动物中,包括人、猪、绵羊、山羊、老鼠和鸡等。

健康的老鼠对猫的尿液气味敏感,以此行动时会远离猫出没的地方。老鼠养成了回避猫的行为能力以不被天敌猫吃掉。

然而,吃猫粪而感染弓形虫的老鼠的行为会改变。它们会因为受到猫的尿液的气味引诱而徘徊,很容易被猫吃掉。如果老鼠被猫吃掉,原虫就可以在猫体内寄生繁殖。换句话说,原虫为了繁殖而操纵了老鼠。

然而,为什么老鼠的行为会改变,一直是个谜。直到 2009 年,瑞典的研究小组发现了解开谜团的关键所在。通过分析弓形虫的 DNA,发现它含有与多巴胺合成相关的基因。

寄生在体内的原虫,劫持了白血球而轻松进入大脑,并促进多巴胺的分泌。多巴胺是一种神经传递介质,能减缓老鼠和人类的恐惧和焦虑。被弓形虫寄生的老鼠由于多巴胺的作用而变得不再害怕猫。实际上,当给老鼠服用促进多巴胺分泌的药物时,它就开始类似的徘徊行为,这已被实验证实了。

注意孕妇感染

弓形虫感染人,一般是通过被胞囊(Cyst,被膜包裹的休眠原虫)污染的食用肉或接触猫的粪便而经口感染(图 15)。被捕老鼠或吃生肉的猫传染的情况也有发生。然而,据说,只在室内用猫砂和猫粮饲养的猫,很少传播感染。

健康的成年人即使感染,也不会出现症状,或者只会出现轻微的症

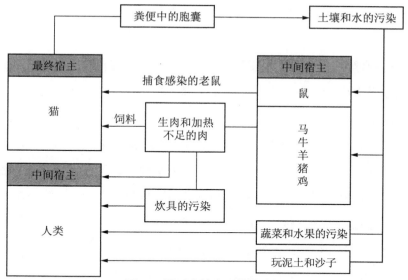

图 15　弓形虫的主要传播途径

（弓形虫在猫的肠道内繁殖，像卵一样的"胞囊"和粪便一起排出，当其他动物通过受污染的土壤和水感染时，弓形虫便开始在其体内繁殖）

状。当孕妇被感染时，会导致流产和胎儿异常等偶尔发生。实际上这种情况可能更多，因为其原因很难被确定。血液测试可以判别是否被感染。

美国疾病控制和预防中心呼吁孕妇注意，不要通过花园的土壤和沙坑的沙子等接触到猫的粪便，并避免食用没有充分加热的肉类，如没烧熟的牛排和生火腿。

据英美卫生部门的调查，在公园的沙坑里，在边长 30 厘米的正方形范围内发现有超过 100 万个胞囊的情况并不罕见。建议在晚上将沙坑铺上遮盖物，以防止猫走近。

如果肉在 20 ℃以下冷冻或加热到 66 ℃以上，弓形虫的传染性就会消失。在急性感染的情况下，也可进行药物治疗。但慢性感染的治疗方法尚未确立。

多巴胺会改变个性

多巴胺作为大脑中的神经递质的一种,起着非常重要的作用。也称为"脑内麻醉药",当一个人感到快乐或兴奋时,就在大脑中被释放出来。实验已经确认,当你兴奋地观看体育比赛或听你喜欢的音乐时,大脑中就会分泌多巴胺。

多巴胺是"自我启发丛书"中的热门主题。多巴胺的作用已经变得明显,除了兴奋的作用外,也会分泌出来作为某种行动发生时的动机刺激。即使人们似乎在无意识中采取某些行动,其实也是在判断在哪种情况下需要采取哪种行动。每当此时,多巴胺在大脑中被分泌出来。

当它被分泌时,食欲和性欲上升,精力旺盛,能够充满欲望地生活。但是,平时分泌量大的人容易喜新厌旧,总渴望新的刺激,喜欢冒险、探索、换工作、搬家,甚至经常换恋人和汽车,也被称为寻求刺激的类型。

卡雷尔大学的研究组以捷克、英国和美国的394名男女为对象,研究了感染弓形虫的人的性格变化。其结果表明,受感染的妇女变得善于交际和乐于照顾他人,并开始在意外表打扮。跟以前比,变得更受人青睐,与男性交往也变得活跃起来。此外,受感染的男性的睾丸激素的分泌量增加了。众所周知,这种分泌量大的男性很容易被女性接近。

多巴胺在我们的情感中,特别是与爱情有深厚的关系。一旦产生恋情,多巴胺被释放,大脑感觉快乐,这种兴奋通过自律神经发送到全身。然后,心跳加速、面颊变红、眼睛滋润等这些恋爱特有的现象就会出现。

不过,对于男性而言,多巴胺的过度分泌导致独断专行和反社会的性格,猜疑心和嫉妒情绪增加。在犯罪、违反规则、危险行为等方面,渐渐倾向于不太感觉到良心的责备。

交通事故和自杀增加

有一项调查显示,当感染弓形虫时,人的反射变得迟钝,不再害怕风险,感染者遭遇交通事故的风险增加了 2.6 倍。弗莱格尔教授还估计,"世界上有相当多的交通事故死亡是由弓形虫感染引起的"。如果确实如此,那就是说弓形虫甚至可操控人的生命。

在日常生活中,表现像演员表演那样行为的"表演型人格障碍",似乎也与多巴胺有关。当他们不被周围的人注意时,压力会增加,会表现出自我毁灭或挑衅他人的行为。这是一种精神疾病。患病者中男性多达九成。此外,"精神分裂症"也认为与多巴胺的异常分泌有关,这方面有论文发表。

最新的主题是与自杀的关系。密歇根大学的莉娜·布兰丁副教授在 2012 年的《精神临床医学杂志》上发表了令人震惊的流行病学调查的结果,即"弓形虫感染者的自杀率是非感染者的 7 倍"。

另外,根据在丹麦对 45 788 名妇女进行的一项研究,感染弓形虫的妇女自杀的比例比未感染的妇女高 1.5 倍。弓形虫抗体的水平越高,自杀的风险就越大。究其原因,目前还没有得出结论。然而,一些研究也有否定其与自杀的关系。

相反地,当大脑中多巴胺的分泌量减少时,行为动机驱动也减少,欲望和运动功能也随之降低。易处于抑郁状态或宅在家里。分泌量小的人属于这种类型,更喜欢稳定而不是冒险,也不善于突然改变行为。当多巴胺水平降至极致时,也导致"四肢颤抖"和"表情不自然"为特征的帕金森病和癫痫病。

寄生虫对大脑的控制

给怀疑"微生物可控制人的大脑"的人再举一个例子说明。狂犬病是众所周知的吧。当被发病的狗咬伤时,病毒通过神经系统到达大脑的神经组织,会出现各种症状:害怕水和风,唾液、汗水和眼泪等的分泌增加,引起兴奋、麻痹、精神错乱和幻觉,发出像狗的嚎叫一般的声音……

狂犬病在日本已经被消灭了半个多世纪，但在发展中地区，仍在继续流行，全世界每年造成5万多人死亡。因此，前往发展中国家的内陆地区旅行的人确实应该接种疫苗。

与弓形虫一样，许多寄生虫可控制宿主的行为。当双腔吸虫寄生在蚂蚁身上时，蚂蚁的行为会改变，通常隐藏在叶子后面的蚂蚁会移动到叶子的尖端等显眼的地方。然后，牛和绵羊吃叶子时也一起吃进蚂蚁。这样，寄生虫就可以转移到动物宿主身上而繁殖。

当双盘吸虫寄生在蜗牛身上时，它聚集在触角上，变成像斑马纹的样子，并上下摆动，变身成为宛如毛虫样的姿态（在 YouTube 上可以看到这样的视频），以吸引鸟类。一旦有上当的鸟吃了它，这寄生虫可以转移到新宿主鸟的身上，在鸟的体内产卵繁殖。然后，通过鸟排泄到地上或叶子上，并再次到蜗牛体中寄生。

半乳糖虫（galactosomum）幼虫寄生在诸如条石鲷和红鳍东方鲀（俗称虎河鲀）等鱼类中。一旦感染，鱼就会在水面上游荡，然后被水鸟吃掉。当鱼被吃掉时，寄生虫进入鸟类的身体。

草螽的同伴灶马蟋蟀，也有一个不太上台面的俗名叫"厕所蟋蟀"。这是陆地昆虫，但有时它采取奇怪的行动，一个接一个地跳进河里。跳入河里自杀的"厕所蟋蟀"体中，有金线虫寄生。顾名思义，这是一种细长的线状寄生虫，以昆虫为宿主。它在水中产卵，寄生在如襀翅目昆虫（俗称石蝇）等水生昆虫中。

当这些昆虫成年，并到达陆地上时，它们被"厕所蟋蟀"吃掉。然后，金线虫寄生于"厕所蟋蟀"，并在其体内生长。然而，由于它只能在水下产卵，它操纵宿主"厕所蟋蟀"，让其跳进河里。然后，它再次寄生在水生昆虫中。

参与人类进化的猫

猫和人类的关系很深。根据近年来基因的分析，在1万至1.2万年前,在农业的发源地中东的"肥沃新月区",利比亚山猫被驯化成家猫。也许野猫在追逐那些进入村庄觅食的老鼠的同时,也接近了人类。据说,在农村,被老鼠的侵害所困扰,作为制服老鼠的措施,人们开始饲养猫。

在大约 9 500 年前的塞浦路斯岛的废墟中,发现猫最早被人饲养的痕迹。在被埋葬的人旁边发现了一只猫的骨头。在古埃及,约 3 600 年前,猫多次出现在雕像和壁画等作品中,被崇拜为女神贝斯特(图 16),并确立了自己作为最受喜欢的宠物的地位。

古埃及人可能是人类历史上最爱猫的民族。杀死猫是犯罪,要受到处罚。在火灾中拯救猫比灭火更优先。当猫死了,主人剃掉眉毛,以示悲伤,把它做成木乃伊并进行厚葬。曾经从一个废墟中发现了超过 30 万只猫的木乃伊。

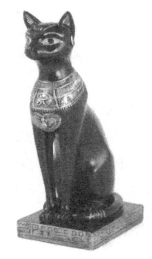

图 16　在古埃及,猫被尊为女神
(Statue of a Seated Cat,
Walters Art Museum)

一些研究人员认为,辉煌的古埃及文明的驱动力来自从猫感染弓形虫而被"激活"的人们。例如,加州大学圣巴巴拉分校的凯文·拉法特教授认为,弓形虫感染对人格和性格的形成的影响比之前想象的要强烈得多,它激发了人们的探索和求知的好奇心,使人更加人性化。

活跃于瘟疫防治的猫

作为保护粮仓免受老鼠侵害的守护者,猫经常被放在船上,这个习俗以相当快的速度传播到了全世界。在日本,有传说,如果把三花猫放在船上,就不会遇险。1956 年的第一次南极考察队带了一只名叫"武"的雄性三花猫出航。同行的狗"太郎""次郎"被留在昭和基地,但三花猫"武"安全返回了。

在长崎县的壹岐岛发现的弥生时代的"唐神"遗址,出土了猫的骨头,可能是在公元前 1 世纪被饲养的猫。普遍的说法是,在奈良时期从中国进口珍贵的经文典籍时,猫被一起带来,以保护它们免受老鼠的侵害。然而,在奈良时期的《古事记》《日本书纪》和《万叶集》中,没有对猫的描述。

进入平安时代,猫作为宠物开始被饲养,这在《源氏物语》和《更级日记》等古典著作中有记载。进入镰仓时代,出现妖怪猫的描述。这起源于来自中国的传说。

进入江户时代,甚至普通人也开始养猫。德川纲吉的"生类怜悯令"也使猫的春天到来。它经常出现在浮世绘和"黄封面书"(当时面向成年读者的一类画册)上,"妖怪猫"成为落语和故事的流行段子素材。

1899 年(明治三十二年),神户市出现了一种从国外带进来的鼠疫。作为对策,在收购老鼠的同时,也鼓励每家每户养一只猫。据说,因此契机,洋猫的数量增加了。也许正是因为这些猫的努力,自 1926 年以来,日本没有再发生鼠疫(见第三章)。

即使现在,猫的受欢迎程度仍然很高。根据宠物食品协会的 2011 年"全国狗和猫饲养现状调查"的报告,猫的饲养数量约为 960 万只。因为有一个家庭饲养多只猫的情况,推算大约 10 个家庭中有 1 个家庭在养猫。与大约 18％的养狗比例相比,养猫的家庭少一些。但猫仍然占人气宠物的半边天。

不过,从弓形虫的角度来看,作为其宿主的猫被人们宠爱,它能够通过猫来感染人进而操纵人,这可以说在微生物世界,弓形虫取得了巨大的成功吧。

魔法动物

猫自古以来就被称为"魔法动物"的背景,也许与弓形虫效应相关。

猫在夜间行走,悄然无声,眼睛在黑暗中发出可怕的光,捕获到猎物就折磨虐杀的习性也令人毛骨悚然。再加上还有传言说,"当开始养猫后,性格也改变了"。这些因素使猫变成了"魔法"动物吧。

在中世纪的欧洲,关于猫的迷信传播开来,猫被视为"魔鬼的使者",在猎杀女巫时,猫被一起捕捉起来,甚至从教堂的塔楼上被扔下而惨死。

根据《猫为什么被送上绞架?》(东由美子著,光文社新书),猫的屠宰是一种表演。据说,在16世纪的巴黎,在6月24日的"圣约翰节"时,在一堆柴上放火把猫烧死的情景,有许多人喜欢观赏,甚至有时国王也加入观赏。也有说法认为,把猫杀死得太多,结果使老鼠的数量增加,这也是导致鼠疫暴发的一个原因。

在日本,也有许多关于猫的民间传说和妖怪猫的鬼故事在各地传播。在江户时代,人们相信这种迷信,如果饲养黑猫的话就能治愈结核病。还流传下来这样的逸话,比如,新选组的冲田总司(第十三章)因肺结核卧床不起时,其周围聚集了猫,试图斩杀黑猫时多次都失败了,等等。据说这只是后世作家的创作而已,但当时相信这种迷信的人似乎还不少。

世界上的猫爱好者

最后,只给出一些历史上著名的猫爱好者的少许例子。在网上搜索时,有许多名字出现,电影演员太多了,所以就割爱不说明星的例子。好像不养猫就不能成为明星似的。以下举例中的人物的成就和行为,如何受到弓形虫效应的影响。这点上,交给各位读者去判断。

[天皇]

一条天皇(980—1011年)非常喜爱猫。据说,宠爱达到甚至给猫一个正五位(正五品)官职的程度。在当时的贵族时代,能进入天皇的内殿堂的只有官职超过正五位(正五品)的贵族。所以从那个时代起,猫就享有贵族待遇。在当时的日记中还记载,当猫仔出生时,甚至还安排保姆照料。

[政治家]

伊斯兰教的先知穆罕默德（570?—632 年）据说非常喜欢猫，并养了一只名叫穆萨的猫。有一天，要外出准备穿上外套时，发现猫在外套的袖子上睡得很香。穆罕默德不忍把猫弄醒，于是就剪下衣服的袖子，穿着少了一只袖子的衣服出去了。

在法国历史上作为恶棍出现的路易十三的宰相黎塞留（1585—1642 年），养了 14 只猫。其中两只猫最为他所爱，甚至连旅行时也要带上，分别名叫费利莫和路西法，这两者都是魔鬼的名字。

亚伯拉罕·林肯（1809—1865 年）是白宫第一位养猫的总统。据说，在内战期间，当去阵地上慰问北军的格兰特将军时，他发现了三只小猫，并命令他的部下照顾它们，并要求每天报告其情况。

英国首相温斯顿·丘吉尔（1874—1965 年）在 88 岁生日那天受赠了一只豹猫。他以秘书的名字命名猫为"乔克"，并对其宠爱有加。他在公开场合也经常带着猫出现。1965 年，当他去世时，他留下了遗嘱，"希望让乔克住在丘吉尔的家里"。那以后，乔克在国民喜爱下，又活了十年。

[作家]

日本最著名的猫是夏目漱石的长篇小说《我是猫》的主人公吧。它住在中学英语教师珍野苦沙弥的家里。在夏目漱石 37 岁时，一只黑色野猫迷路而闯入了他家里。这只黑猫便是小说中主人公的原型。

1908 年，当猫去世时，漱石向亲密的朋友告知了猫死亡的消息，并建造了坟墓，后来还建了九重的祭品供养塔。甚至还有传说称，当他胃溃疡严重时，黑猫出现，像替身一样吐血而死。

美国作家欧内斯特·海明威（1899—1961 年）也喜欢猫，曾饲养了从其船长朋友那里得到的两只猫。一只名叫"雪球"的白猫患有多指病，有六个脚指头。他相信它是一只带来运气的猫。在佛罗里达州基韦斯特的海明威博物馆,至今仍然饲养着这只猫的直系后代几十只猫,整个博物馆处于猫屋状态。海明威离婚三次,这是弓形虫效应吗?

[科学家]

艾萨克·牛顿(1642—1727年)喜欢宠物,宠爱狗和猫。饲养了几只猫,但每当猫进出房子时,它们都会打开和关闭房门,弄出声音来,以致让他很难在晚上睡好觉。他的一个朋友听说这事,就建议说"在门口做一个猫的专用入口就好"。牛顿立即这样去做了。

某一天,猫仔出生了。欣喜的牛顿指示道:"为小猫做一扇小门。"接受指示的人感到困惑,便指出:"现有猫专用的大洞,小猫也可以通过呀……"牛顿恍然大悟。

[艺术家]

江户时代的浮世绘艺术家歌川国芳(1798—1861年)是一位无与伦比的爱猫人士,据说他绘画时总在怀里抱着一只猫。传说,平常一直饲养几只猫,有时候甚至饲养十几只猫。据其一个直系弟子说,死去的猫被埋葬在回向院,家里还设有猫的祭坛,上面装饰着写着死去猫戒名的牌位,甚至还有生平记载。

约翰·列侬(1940—1980年)也作为爱猫家而享有盛誉。网站上登载了从他孩提时代开始,到作为披头士(The Beatles)乐队成员活动的期间,直到和妻子小野洋子一起度过的在纽约的最后那些日子里,所饲养的猫的完全名单。他少年时代养的第一只猫是叫"埃尔维斯·普雷斯利"(猫王)。披头士乐队时期饲养的猫叫"耶稣",后来饲养的一对白猫和黑猫是叫"盐和胡椒"。

第六章　性行为与病毒的关系——性交导致癌症?

性行为有和烟草同等程度的危险性

最近,人们总是强调香烟的可怕之处,而性行为也成了癌症的原因。引起肝癌的"乙型肝炎病毒"、引起白血病的"成人 T 细胞白血病病毒"、因艾滋病而出名的引起卡波济氏肉瘤(皮肤多发性出血性肉瘤)的"人体疱疹病毒 8 型"等,无论哪一种都会通过性交感染并引发癌症。

据世界卫生组织称,世界癌症死亡的 20% 是由性行为中感染的病毒引起的。因为香烟引起的癌症死亡则占全体的 22%,所以性和香烟一样危险。

在日本,根据国家癌症研究中心的评估,癌症死亡的原因最常见的是"吸烟",占男性的 34.4%,女性的 6.2%。顺便说一下,比例高的是"传染病",占男性的 23.2%,女性的 19.4%。也就是说,如果戒烟并注意防止感染的话,男性近 60%,女性每 4 名中 1 人可避免死于癌症。

其中,引起年轻女性患病率急剧增加的宫颈癌等疾病的"人乳头瘤病毒"(以下简称 HPV),在性传播疾病中,是感染者最多的病毒,比经常成为热门话题的细菌性的性传播疾病衣原体还多。美国抗癌协会建议:"消除癌症运动应该把重点从烟草转向 HPV。"如果模仿禁烟标语的话,那就是"性是缩短生命的生活习惯"吧。

根据世界卫生组织在 2010 年发表的"HPV 和癌症相关报告",全世界每年约有 49.3 万人确诊宫颈癌,约 27.3 万人死亡。死亡人数的 83％都发生在发展中国家。在女性特有的癌症中,乳腺癌是第二大癌症。如果当前的趋势继续下去的话,预计到 2025 年发病者将达到约 75.6 万人,死亡人数将达到约 43.9 万人。

从世界范围来看,宫颈癌集中在撒哈拉以南非洲、中南美、南亚等地区的贫困国家,特别是在坦桑尼亚、赞比亚、厄瓜多尔、柬埔寨等地多发。在为数不少的发展中国家,女性癌症死亡的首位是宫颈癌。

患病者集中在青壮年人群

在日本,"宫颈癌"和"宫体癌"都被统称为"子宫癌"。国家统计也是属于"子宫癌"这一个分类。

宫颈癌是在子宫入口附近的子宫颈部形成的,宫体癌是在子宫的本体上形成的。从医学上看,这两个癌症,不仅部位不同,而且性质也完全不同。就像胃癌和大肠癌相比较,两者差别巨大。

宫体癌多在闭经后的 50—60 岁之间发病,而宫颈癌的发病高峰在 25—44 岁(图 17)。虽然不知道宫体癌的原因,但是据说怀孕和生孩子的经验少的话容易患宫体癌。此外,宫颈癌的 90％是与性交有关的性传染病。其背景是初交年龄的年轻化,性伴侣的增多。这真是时代的产物。

根据国立癌症研究中心的数据,在日本一年中患子宫癌的人大约有 17 500 人,其中宫颈癌约占半数,为 8 500 人。每年死于子宫癌的约 5 700 人,其中约 44％,即 2 500 人是死于宫颈癌。

一生中罹患某种癌症的概率,男性 62％,女性 46％。其中患宫颈癌的概率在 1％以下,占因癌症死亡原因的第三位。这 20 年间以倍增的势头持续增加,特别是 20—30 岁的女性,在所有癌症患者中最多。

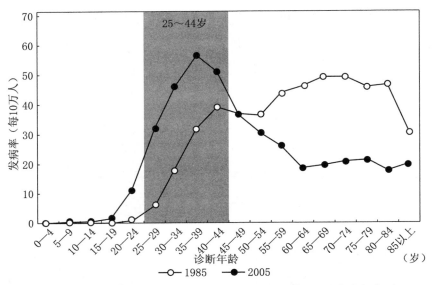

图 17　日本宫颈癌的发病率（按年龄分类），宫颈癌集中在中青年人群
（根据日本国立癌症研究中心的统计制成）

小心口交性行为

是否感染了 HPV，外表看不出来。即使女性伴侣患了宫颈癌，男性的外生殖器也不会出现任何症状。但是，男性精液中发现和宫颈癌同类型的 HPV 的概率较高。也就是说，这是一种典型的性传播疾病，以"男性→女性→男性"这样好似连锁碰球的方式逐渐感染扩散开来。

传染病的多数情况是，一旦得过一次就会免疫，就不会得第二次或者很难再得第二次。但是，HPV 的话，不可能终身有效免疫，所以一个人有可能多次得此病。

很多人相信 HPV 是女性特有的致癌因素。然而，美国演员迈克尔·道格拉斯的告白却给男性带来了冲击。他在 2008 年 8 月，被宣告患上了五年生存率约 50％的舌口腔癌 4 期。在长达八周的放射线和抗癌剂的治疗中得到了恢复，回归演员行列。

他在接受英国《卫报》采访时，回答说："癌症的原因可能是和女性进行口交时感染了 HPV。"这引起了反响。

道格拉斯曾经以花花公子的身份而出名,因为这个原因,与相伴 20 多年的迪安德拉于 2000 年离婚了。之后,他与女演员凯瑟琳·泽塔琼斯再婚。面对这一告白,前妻召开记者招待会,解释说"不是我让他感染的",这再次成为了新闻。

HPV 导致各种癌症

以他的告白为契机,HPV 作为除宫颈癌以外各种癌症的风险因素,备受关注。与 HPV 相关联的癌症,自 1984 年以来急剧增加了近五倍。

根据美国疾病控制和预防中心对美国人的调查(2004—2008 年),因 HPV 原因导致的癌症情况如下。男性当中,肛门癌的 90%、口腔癌的 74%、阴茎癌的 67%,而女性当中,肛门癌的 92%、口腔癌的 72%、宫颈癌的 91%、阴道癌的 75%、外阴癌的 69% 都是由 HPV 引起的(图 18)。

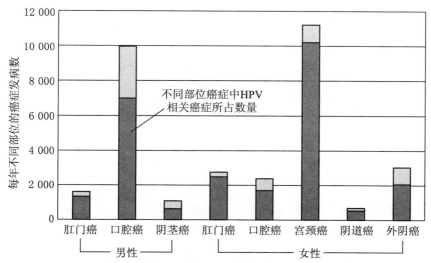

图 18　HPV 相关癌症在美国不同部位的癌症中所占的比例
(美国疾病控制和预防中心调查的年平均值,据美国疾病控制和预防中心公布的图制成)

美国疾病控制和预防中心警告说，特别是近年来，包括舌头、咽喉、喉头在内的口腔内的癌症，以及肛门癌的增加，与口交、肛交、深吻这些性行为的普遍化有关。根据美国妇科学会的调查（2002年），在25—44岁的人群中，90%的男性和88%的女性曾有过为异性伴侣口交的经验。从日本的各种调查问卷来看，有六到七成左右的人是有这种经验的。

迄今为止，美国科学振兴协会（AAAS）一直认为口腔癌的主要原因是吸烟，但现在却报告说："50岁以下的口腔癌，比起吸烟，口交的风险更大。"

发表在美国医学杂志上的一篇论文给出结论，一生中与1—5个性伴侣进行口交行为的人患口腔癌的风险，与完全不口交的人相比是约2倍。与6个或6个以上的性伴侣口交的情况下，其风险是3.5倍。

现在，HPV疫苗几乎都是以十几岁的女性为对象。美国疾病控制和预防中心建议，同年龄层的男性也应该接种。因为和其他的性传染病不同，在预防HPV感染上避孕套不是万能的。

来自兔子的癌症病毒

公元前400年左右，古希腊的希波克拉底曾记载"宫颈癌是不治之症"。宫颈癌的存在自古以来就为人所知。但是，其原因直到20世纪下半叶才搞清楚。

长期以来，人们一直怀疑性与宫颈癌的发病有关。这是因为，性工作者（妓女）经常患病；虽然在修女中没有发现，但在进入修道院前有过性经验的女性之中可以看到；如果妻子因宫颈癌死亡后，丈夫再婚的话，再婚对象患宫颈癌的概率也很高。

20世纪四五十年代是生殖器的污垢，60年代则是"单纯疱疹病毒"（第七章）分别被怀疑是其发病原因。

发现病毒的开创性实验是从美国野生的棉尾兔生成的疣开始的。兔子的疣从头上长出来，变成了短的鹿角一样的形状（图 19）。这也是美国有名的"看到了长着角的兔子"的都市传说的起源。

1935 年，美国洛克菲勒大学的理查德·肖普和他的同事、病理学家弗朗西斯·劳斯将兔子角的组织磨碎，将经过素烧容器过滤的液体擦到健康兔子身上，确认了会产生突起状的疣。

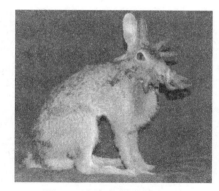

图 19　生出角状疣的兔子，原因是乳头瘤病毒

这是"过滤性病原体"，后来确认为病毒。弗朗西斯·劳斯继续进行实验，不仅发现了疣，还发现病毒会让兔子生癌而死亡。另外，劳斯还确认了此病毒也会使鸡患癌。现在也被称为"劳斯肉瘤"。正因为人们相信癌是由致癌物质引起的，所以病毒致癌性的证据令人震惊。劳斯因这一成就而获得 1966 年诺贝尔生理学或医学奖。

这种病毒有选择性地偏爱宿主，即使感染了欧洲产的兔子也不会使其产生角状的疣。野生的仓鼠和老鼠等啮齿类中也存在乳头瘤病毒（PV），但实验用的老鼠不会被感染。

人乳头瘤病毒的发现

1976 年，联邦德国海德堡大学癌症研究所的哈拉尔德·图阿哈森等人从宫颈疣中发现了病毒，并发表了这样一个假设，认为这可能是导致宫颈癌的原因。

然后，1983 年，从宫颈癌的癌组织中发现了 HPV 的遗传基因，查明了它与宫颈癌的发病有着密切的关系。还发现，HPV 通过性行为传播，导致各种癌症和良性疣。HPV 是在人类中广泛传播的一种致癌病毒。

直到 1995 年世界卫生组织才正式承认 HPV 的致癌性。以此发表为基础，2006 年开始生产宫颈癌疫苗。之所以命名为"人乳头瘤病毒"（Human Papillomavirus，HPV），是因为在人类以外的动物中也发现了各自固有的乳头瘤病毒（Papillomavirus，PV）。"Papilloma"是指疣，疣的日语名称是"乳头瘤"。HPV 被称为"人乳头瘤病毒"。

2008 年，图阿豪森与法国巴斯德研究所的吕克·蒙塔尼耶等人一起获得了诺贝尔生理学或医学奖。"两种引起人类严重疾病的病毒"的发现，作为同样重要的成就，两者分享奖金。

然而，媒体的注意力只集中在美国严重蔓延的艾滋病上，而图阿豪森则被置于完全的配角的位置。

HPV 的真面目

HPV 是一种常见的"常在病毒"，据说有过性交经验的女性，有将近八成的人在 50 岁之前曾经感染过。和艾滋病病毒（即人类免疫缺陷病毒，以下称 HIV）一样，只进行一次性交也有感染的可能性。在以美国女大学生为对象的调查表明，有性伴侣的学生中的 85％ 在毕业前感染过 HPV。

感染途径的大部分是生殖器和口的接触。根据在美国对 25 对情侣进行七个月观察的研究，其中约占三成的七对在手和生殖器之间存在感染。这表明在日常生活中也有感染的可能性。

乳头瘤病毒分化成许多"基因型"，目前已判明有数百种相近类型。其中，感染人类的 HPV 约有 120 种类型。51 种类型感染生殖器黏膜，其中三种类型的致癌性较低，17 种类型有致癌性。约四成的类型是从黏膜的病变中、约六成是从皮肤的病变中发现的，分别被称为"黏膜型 HPV"和"皮肤型 HPV"。

特别是，有强致癌性的"高风险型"是 16、18、31、45 型。全都是"黏膜型"。2、7 型是"良性疣",1、2、4、63 型是"脚掌的疣",6、11、42 型是"外阴部的疣",6、7、11、32 型是"口腔内的癌",每个类型承担着各自的作用。

多数情况下,疣和良性肿瘤可以治愈。但约七成的宫颈癌原因是"高风险型"的病毒。由于性行为而产生的皮肤的小划痕中,HPV 侵入生殖器黏膜细胞,致感染的细胞的遗传信息紊乱,使癌细胞无限地增殖。

即使感染了 HPV,通常因自己的免疫力,90％会在两年内消失。但是,有 5％—10％的病毒没有消失,它们会残留下来,引起癌症的前期症状。10—15 年后 0.10％—0.15％的比例恶化成癌症。

异常细胞增加的话,就会扩散到周围,变成"浸润癌"。一旦患上浸润癌,其传染性会进一步增大,并随着淋巴和血液的流动转移到其他脏器。初期的宫颈癌几乎没有自觉症状,随着病情的发展,会出现性器官的异常出血、性行为时的出血等症状。

这种强烈的致癌性是由于两种被称为 E6 和 E7 的蛋白质。这些蛋白质与起到抑制癌细胞作用的"Rb"和"P53"的基因结合在一起的话,癌的抑制就变得不起作用,癌症恶化。如果把癌基因比作汽车的加速器、抑制癌基因比作刹车的话,这意味着刹车被破坏了。

为什么病毒会变得凶恶呢？可以这样认为,当诸如免疫力低下或压力导致荷尔蒙平衡崩溃时,如果被病毒感染,病毒就会一直在那里存在下去。

从灵长类动物到人类

在牛、马、狗、兔子和鸟类等许多动物中发现了乳头瘤病毒,分别是为"牛乳房炎""马肉瘤""狗口部乳头瘤"等疾病的原因。

特别是,在牛的皮肤、消化器和膀胱上产生乳头瘤的牛乳头瘤病毒（BPV）,其一部分的类型也会感染到马,因此在畜牧业成为了大问题。疫苗也在开发中。

乳头瘤病毒在自然界中广泛存在，HPV 也是"动物源性传染病"。这暗示着病毒是从近亲灵长类转移到了人类身上。新加坡国立大学的研究小组根据遗传基因的分析，提出假说：在 HPV 中，与癌症有关的 18 型，起源于 20 万年前的非洲，原本是猴子乳头瘤的乳头瘤病毒发生变异从而感染人类。可以想象，随着人类的迁移，它在全世界扩散开来。

根据关于亚马孙原住民的研究，他们的 HPV18 型的遗传基因排列与日本人和中国人极为接近，两者大约在 1.2 万年前发生演化。这演化年代也符合人类学中人类迁徙的历史，因为接近了这两个群落，即从西伯利亚经过白令地峡（现在是海峡）移动到北美的群落，和不经过地峡而南下移动到中国和日本的群落分开的年代。

疫苗接种开始

疫苗接种的临床试验从 2000 年左右开始，已经在全球 120 多个国家获得批准。在美国，对于 11 至 12 岁的女孩，作为常规免疫接种。对于 13 至 26 岁女孩和妇女也建议接种。

日本也在 2009 年 12 月开始可以接受疫苗接种，从 2010 年 10 月开始免费接种疫苗的经费被列入了补充预算。由地方政府和国家负担，在 2011 年以初中一年级到高中一年级的四个年级为中心开始了接种疫苗的公费补助。一些地方政府正在考虑为男学生接种疫苗。

宫颈癌的最大特征是"可以预防的癌症"。在癌症的前期症状的阶段可以被发现，通过手术等几乎可以 100％ 防止恶化。由于 HPV 几乎都是通过性交而感染的，所以如果在经历性交之前的 10 至 15 岁期间接种疫苗的话，大约 70％ 以上可以预防。

目前，使用的疫苗有两种。美国梅尔克公司生产的疫苗"佳达修"（Ghandsil）是以宫颈癌和尖锐湿疣的病源病毒 6、11、16、18 型为预防对象。2006 年 6 月美国食品药品监督管理局（FDA）批准，世界卫生组织也正式批准。

另一个疫苗是以英国葛兰素史克公司开发的以 16、18 型为对象的 "希瑞适"（Cervarix）。2007 年 5 月作为 10 岁至 45 岁的女性用疫苗被批准。两种疫苗都对已感染 HPV 的人没有治疗或预防复发的作用。

有报告称，在美国，在以未感染 HPV 的女性为对象的大规模临床试验中，具有近 80％ 的预防效果。另外，和宫颈癌一样，对预防 HPV 相关的其他癌症也有效果。

在欧美发达国家，宫颈癌体检受诊率平均在 60％ 以上，而在日本却只有 20％，是极其低的。每年 11 月被指定为 "宫颈癌防治月"，全国各地都在举办旨在启发预防宫颈癌的普及活动，但人们对该活动的关心度还不高。而且，近年来反对意见高涨，国家在 2013 年 6 月以后，不再推荐疫苗接种。

反对接种疫苗的运动

和流感等其他疫苗接种一样，围绕宫颈癌疫苗的好坏也展开了激烈的争论。在网络上，赞成与反对的意见不分胜负。有头痛、恶心、腹痛、腹泻、头晕、心悸、过敏等各种副作用的投诉，还成立了疫苗受害者协会。

其中最严重的是接种后的死亡。美国反对疫苗的民间组织 "国家疫苗信息中心" 提出的反对理由是，至 2011 年 5 月为止，在 HPV 疫苗接种后的一年内，有 94 例死亡病例和 21 722 例副作用案例。

根据美国食品药品监督管理局和美国疾病控制和预防中心的数据，在美国接种了 "佳达修" 的 2 300 万人中，有 32 人死亡。美国食品药品监督管理局都进行了病理解剖和检查，并公告没有证据表明死亡是由该疫苗引起的。

此外，接种后自诉手足疼痛的人也不断出现。世界卫生组织在 2014 年 2 月发表的报告书中，得出结论，"在多次大规模调查中，手足疼痛和麻痹发生的多发性硬化症等副作用，不见有增加的现象"。

在北欧对 10 至 17 岁的女性约 100 万人的流行病学调查中，对接种疫苗的约 30 万人和没有接种疫苗的约 70 万人进行了比较，结果显示多发性硬化症等自我免疫疾病、神经疾病、血栓症等的患病率没有差别。在法国对 12 至 16 岁的女性约 200 万人的调查中也没有发现差异。

但是，反对疫苗接种的团体也给出了反对意见，诸如，"不是所有的HPV 感染都能预防，效果有限"，"即使感染 HPV，90% 也会自然消失"，"如果已经感染了 HPV，那么疫苗就增加了癌症发病的危险性"，"对以初高中生发生性行为为前提的疫苗注射有抵抗心理"等。

然而，专家们认为，"年轻女性中 HPV 感染者在增加，如果能预防七至八成的宫颈癌的话，就应该定期接种疫苗，副作用应该通过政府从行政上予以救济"。但是，对于"如何考虑副作用的危险概率""是否有政府或制药公司声称的效果""在有政府补助的情况下，效益减去成本，结果是正的吗""预防效果会持续多久"等问题，政府方面也有必要进一步加以说明。

患有宫颈癌的名人

正因为宫颈癌在年轻女性中多发，患宫颈癌的人非常多。ZARD 的主唱坂井泉水，因宫颈癌进行了子宫摘除手术，因癌细胞转移到肺部而一直过着与病魔斗争的生活。2007 年才 40 岁就与世长辞。

女演员洞口依子因宫颈癌不仅摘除了子宫，还摘除了卵巢和淋巴结。之后，她又重新开始了女演员事业。"虽然作为女性活着，但是没有子宫，也不是女性，这是一种不可思议的状态。拿手术后的阴道作比喻的话，就像被封锁的煤矿一样。"她在接受杂志采访时这样说。

女演员大竹忍在自传中承认患宫颈癌，早期发现，只摘除了子宫部分就抑制住了。从女演员成为国会议员的三原顺子也因为宫颈癌而接受了子宫的全部摘除。女演员原千晶身患宫颈癌和宫体癌，接受了摘除子宫、卵巢、输卵管、淋巴结等全部器官的大手术，最终恢复了健康。女演员仁科亚季子、歌手森昌子、夫妇相声组合"宫川大助·花子"的宫川花子、艺人向井亚纪等人也公开告知罹患了宫颈癌。

世界上因宫颈癌死亡而最不为人所知的"名人"，恐怕是美国黑人女性亨利塔·拉克斯（1920—1951年）吧。如果说起以她的名字Henrietta Lacks的缩写来命名的"HeLa细胞"，医学研究者中没有人不知道的。当她因身体异常而去医院接受检查时，在确诊宫颈癌之前，其癌细胞擅自被取出进行了培养。由于没有治疗方法，她在八个月后去世。

在那之前，长期组织培养人的细胞的尝试全都归于失败，只有"HeLa细胞"繁殖成功，继续生长。此后，它被分配给各国的研究人员，在经过60多年后的今天，仍在全世界的研究室持续分裂着。

根据乔纳斯·索克博士的研究，这个细胞除了被用于开发脊髓灰质炎（小儿麻痹症）疫苗之外，还成为医学实验和研究中不可缺少的细胞。只是，围绕着未经本人及家属同意而采集的细胞，伦理上发生了争论。对于这个擅自采集，遗属也曾提起诉讼。

阿根廷女演员兼政治家的玛丽亚·爱娃·杜阿尔特·德·庇隆，与胡安·庇隆总统结婚，作为第一夫人也开始参与政治。

她在成为副总统候选人的鼎盛时期的1952年去世，享年33岁。数十万市民参加了在布宜诺斯艾利斯举行的葬礼。至今仍在国民之中有很高的人气。描写其一生的音乐剧《埃维塔》（1978年首演），在伦敦和百老汇的公演中，创下了长演不衰的纪录。

中国香港歌手兼演员梅艳芳是20世纪80年代香港有代表性的巨星，因与成龙和周星驰共演电影而知名，作为主角、配角出演的电影也很多。在许多电影节上获得最佳女主角奖等奖项。在公布了自己患有宫颈癌的消息后，她一边继续治疗，一边强忍病痛坚持演艺活动，于2003年去世。

第七章　八种疱疹病毒——世界感染人数达一亿

常见的病毒

应该有很多人因为感染了"疱疹病毒"而感到痛苦。小时候是"水痘"。随着年龄的增长,嘴巴周围会出现小水疱的"嘴唇疱疹"。此外,阴部还出现水疱,也就是又痒又痛的"生殖器疱疹"。年龄再增加的话,会患上生长在腹部和背部,会引起剧痛的"带状疱疹"……这些都是病毒引起的。

感染人的"疱疹病毒"已知的有八种(表3)。真似坏人云集的家族。这种病毒会在眼、口、咽喉、皮肤、生殖器等部位引起出疹、溃疡、炎症等,进而引发脑炎、结膜炎、皮肤癌、上咽癌。几乎涉及医院的所有的诊疗科目。据说日本全国每年大约有七万人接受治疗。

表3　人类疱疹病毒的类型,每个种类都会导致疾病

名称、略称(加粗是正式名称)	初感染	再　发	癌　化
单纯疱疹病毒 1 型 (HSV-1，**HHV-1**)	牙龈炎、角膜炎、咽喉炎、小儿脑炎	口唇疱疹 疱疹脑炎	
单纯疱疹病毒 2 型 (HSV-2，**HHV-2**)	外阴、阴道炎	生殖器疱疹	宫颈癌?
水痘带状疱疹病毒 (VZV，**HHV-3**)	水痘	带状疱疹	
爱泼斯坦—巴尔病毒 (EBV，**HHV-4**)	传染性单核球症	VAHS?	伯基特淋巴瘤,鼻咽癌

名称、略称(加粗是正式名称)	初感染	再发	癌化
巨细胞病毒 （CMV，**HHV-5**）	CMV 单核细胞增多症	CMV 肺炎	前列腺癌？
人类疱疹病毒 6 型 （**HHV-6**）	突然发疹，坏死性淋巴结炎	？	
人类疱疹病毒 7 型 （**HHV-7**）	突然发疹	？	
人类疱疹病毒 8 型 （卡波济氏肉瘤相关的疱疹病毒，**HHV-8**）	？	？	卡波济氏肉瘤

疱疹病毒的基因的大小和构造多种多样，让人无法相信属于同一科属。症状缓和后，病毒就像进入冬眠一样，一生都在细胞里一动不动地隐藏着，遇到某种契机时突然暴发出来。这种性质是只有疱疹病毒同类才有的特技。可以说是病毒界的"休眠特工"（潜伏间谍）。

虽然还不知道病毒会在什么样的时机被重新激活，但通过观察病毒肆虐时宿主的状态，或可以清楚判断。精神压力、紫外线、疲劳、妊娠、其他传染病、免疫力低下等都被认为是诱因。若宿主承受了很大的压力，对于病毒来说就变成不安定的潜伏场所，可能会转移到其他宿主。

除水痘疫苗外，还没有开发出有效的疫苗。预计疱疹患者今后还会增加，且会越来越严重、难以治愈。使身心疲惫的压力社会、性自由化、老龄人口激增、脏器移植……在这些社会变化的背景下，病毒也随之变异适应，在欺骗人们的同时不断扩大其感染势力。

其中，"单纯疱疹病毒 1 型"（以下称 HSV-1）感染后潜伏在三叉神经节上。很多情况下，会在嘴唇等脸和上半身引起水疱。虽然也有"风之华""热之花"等优雅的别名，但对于患病的人来说却是极其不愉快的事情。

HSV-1 是 50%—60% 日本人都会感染的常见病毒，发病者每 10 人中有 1 人左右。比利时的罗本天主教大学的研究人员对公立图书馆的书进行了调查，发现出借次数越多、越受欢迎的书越是会受 HSV-1 污染。

格斗疱疹

1991 年，在美国特拉华州的高中，摔跤队员发生了异常情况。60 名队员都自称出现了疱疹、发烧、恶寒、头痛、角膜炎等症状。结果，选手们都被检测出了 HSV-1 病毒。

不久，比赛对手的其他学校的队员也出现了同样的症状。原因是摔跤的激烈接触感染了病毒。之后，橄榄球和足球选手也报告了类似的集体感染发生，被称为"格斗疱疹"。女子摔跤选手吉田沙保里也于 2014 年 3 月，在教练父亲突然去世后不久的国别对抗世界锦标赛前，确认自己患上了唇部疱疹。

HSV-1 病毒的传染性强，除了接吻等接触和唾沫直接接触外，通过毛巾等也会感染。一旦感染，一开始嘴唇和嘴巴周围变红，几天后会出现小水疱，伴随着瘙痒和刺痛。初次感染的情况下，也会出现高烧等严重的全身症状。

一般多数情况下，水疱两周左右就会结痂痊愈。但是，也有即使感染了也没有自觉症状，或者完全没有症状的情况。复发的情况下，皮肤发红和水疱出现的范围很小，症状也比较轻。据说患有过敏性皮炎的人因为皮肤弱容易感染并病情恶化。

生殖器疱疹激增

"单纯疱疹病毒 2 型"（以下称 HSV-2）是性传染病。HSV-1 主要是在脸和上半身引起症状，而 HSV-2 则会在生殖器及其周边皮肤上引发红疹、水疱和溃疡。也就是说，HSV-1 和 HSV-2 是分别感染上半身和下半身。

性交感染后 2 至 12 日就会发病。初次感染的情况会伴随着强烈的疼痛和发烧。复发的情况多为轻微症状。在日本，一年内接受生殖器疱疹治疗的感染人数约为 7.2 万人（2002 年调查数据）。女性感染人数约为男性的两倍，特别是 20 多岁的年轻女性患者在增加。

在性传染病中，生殖器疱疹的感染报告数，在女性中仅次于生殖器衣原体，在男性中仅次于衣原体和淋病，排在第三位。感染率与性行为多寡成正比，性工作者的感染率达到 80％。一旦治好了，病毒就会潜伏在神经节上，偶尔会复发。

一般认为生殖器疱疹是由 HSV-2 引起的。但是，近年来患者中有二至三成是由专门感染上半身的 HSV-1 病毒引起。由于口交性行为的普及，上半身和下半身的交流接触正在增多。

根据美国疾病控制和预防中心的调查，在美国约 4 500 万人，成人的 20％—30％都携带这种病毒。每年增加 78 万人。男性感染的比例是 8 人中 1 人，女性感染的比例是 4 人中 1 人。从男性传染给女性的情况占压倒性多数。其医疗费一年估计有 30 亿美元。

走过头的性解放

据美国疾病控制和预防中心推测，世界上约有 1 亿人感染了 HSV-2。特别是在非洲，感染比例为 40％至 70％，在拉丁美洲，为 30％至 50％，都是非常高的。在亚洲，泰国超过 30％，但 20％以内的国家居多。在日本，其比例为 5％至 10％，相对较少。

据说感染 HSV-1 和 HSV-2 的人中有三分之二不会出现症状。因此，很多时候都会在没有注意到的情况下将感染扩散开去。因为即使没有症状，在生殖器的黏膜和分泌液中也会存在病毒。近年来，随着性经验的低龄化，年轻的感染者在增加。预防和根治都很难，对患者来说精神上的痛苦很大。

生殖器疱疹曾经在美国引起过恐慌。美国的《时代》杂志于 1982 年 8 月 2 日以"今天的红字"为题刊出了特集。报道称，新的性传染病已经在大流行,有 2 000 万美国人感染,24 岁以下的成年女性中,有三分之一的人携带病毒。原因是性解放走得太过头了。

笔者当时在纽约工作。这篇报道的反响非常强烈,人们一聚拢就一直在谈论这个话题。当时正是人们开始知道艾滋病在流行的时候。也有人认为,这些引起的轰动,使美国人的性行为发生了很大的变化。

N.霍桑的《红字》(1850 年出版)以 17 世纪的美国为舞台,讲述了一个和牧师通奸而生下孩子的有夫之妇,因最终没有透露父亲的名字,只能胸前戴着作为通奸罪之证的"红字 A"而生活的故事。换言之,这是隐喻背负着性罪而生存的痛苦。

传染性强的水痘

水痘,由"水痘带状疱疹病毒"(以下称 HHV-3)的感染引起。主要的传播途径是空气传播,咳嗽、打喷嚏的飞沫传播,也有与水痘患部接触而感染的。

HHV-3 的传染性非常强,在《关于预防传染病以及针对传染病患者的医疗法律》(日本"感染法")中,被指定为第五类传染病,感染后七天内必须申报。在《学校保健安全法》中也属第二种学校传染病,规定治好之前不能去上学。

潜伏期是 10 到 21 天,全身都会出现红疹。疹子在几天时间内一个接一个地出现,直到水疱上积脓的脓疱变成了疮痂就好了。根据日本国立传染病研究所的估计,一年的发病者达到 100 万人左右。其中,最低也有约 4 000 人变成重症而住院,约 20 人死亡。

十岁以下的感染者可达九成。有季节性变化,12 月至次年 7 月是发病最多的季节。从出疹前一两天开始,有七成左右的患者发烧。人们相信只要发病过一次就不会再发病,但是治好后病毒也会潜伏在神经节等地方,待某种契机到来,再次活性化。

孩子的水痘多是轻微症状容易治好。但是成人感染会发展为重症，偶尔会出现高烧，并出现肺炎、脑炎、肝炎等并发症。如果弄破水疱，强行取出疮痂导致化脓的话，根据伤口的深度，有可能皮肤不能很好地再生，有时也会留下麻子。

因老龄化而增加的带状疱疹

此病因为通常出现带状的水疱，所以得名。发病原因是小时候感染的 HHV-3 的再活性化。治好后病毒也藏在神经节里，有时在神经周围增殖，突然致病。

在日本，每 6 至 7 人中就有 1 人可能在一生中发病。是老年人中多见的疾病。根据厚生劳动省的患者调查，按年龄段发病的频率，一年中每 1 000 人中，20—50 岁的有 2.5 人，51—79 岁的有 5.1 人，80 岁以上的 10.1 人，随着年龄的增长而增加。最近，发病的年轻人也在增加。在 2014 年的大相扑 9 月赛季上，逸之城虽然是新入幕，但一直到千秋乐（最终场）为止都有望争夺冠军。他在 9 月赛季后因带状疱疹入院。大力士"怪物"也无法战胜病毒。

一般情况下带状疱疹出现在身体左右的某一边的部位，但免疫力下降的时候也会有全身出现水疱的情况。从胸部到背部最多，脸、手足、肚子和屁股下面也会出现带状的水疱。因为潜藏在神经里的病毒增殖而出现在皮肤上，所以伴随着剧痛。

笔者也曾发病，带状的水疱出现在侧腹部，其疼痛真是"像火烧一样""像针刺一样""像电击一样"的感觉。也有因为疼痛而感觉迟钝，光是触碰就感到疼痛的状态。从疼痛开始到变成疮痂痊愈，大约需要三周到一个月的时间，疼痛也多在那个时候消失。

第一次感染的时候，体内会存储病毒的信息，为防止下次的侵入做准备的"免疫记忆细胞"被制作出来，抑制病毒的增殖。然而，免疫记忆细胞在约 20 年内减少，如果不能抑制病毒的活性化，带状疱疹就容易发生。

另外，经常接触水痘儿童的儿科医生和幼师们，因为免疫记忆细胞经常增强，所以较难患带状疱疹。以美国约 4 万人为对象的研究表明，水痘疫苗能将带状疱疹的发病率控制在 51.3%。

艾滋病感染者中多见的卡波济氏肉瘤（皮肤多发性出血性肉瘤）

人类疱疹病毒 8 型（以下称 HHV-8）是发现的第八种人类疱疹病毒，并因此得名。这是导致卡波济氏肉瘤（皮肤多发性出血性肉瘤）的原因，所以也被称为"卡波济氏肉瘤相关的疱疹病毒"（KSHV）。

卡波济氏肉瘤是 1872 年在维也纳大学工作的匈牙利医生莫里茨·卡波济（Moritz Kaposi）首次报告的。这是非常罕见的皮肤癌，当时患者中大部分是地中海地区或犹太人的老年男性。

从那以后，人们发现这在撒哈拉以南非洲是一种常见病，由艾滋病引起。1994 年，从患了卡波济氏肉瘤的艾滋病患者身上发现了 HHV-8，说明这是疱疹病毒家族的所作所为。由于艾滋病的影响，患者免疫力下降，平时无害的病毒开始变坏作恶起来。

HHV-8 和其他的疱疹病毒不同，最大的特征是与卡波济氏肉瘤和恶性淋巴瘤等恶性肿瘤的发病有关联。虽然这个感染途径还不清楚，但是男性同性恋者的感染率很高，感染者的唾液中检测出 HHV-8，所以怀疑是从男性同性恋者之间的肛门性交或唾液中感染的。

在美国，男性同性恋者的 8%—24% 感染了 HHV-8。另外，在健康的日本人中也有约 1% 感染，大部分感染途径不明。

疲劳和疱疹病毒的关系

除了皮肤疾病以外，我们越来越怀疑疱疹也与各种各样的疾病有很大的关联。

人们一般认为运动后的肌肉疲劳是因为乳酸的积累。但是，现在已经有说法认为疲劳和乳酸没有因果关系。倒不如说，乳酸对缓解疲劳起着有利的作用。

取而代之登场的是"人类疱疹病毒 6 型"（以下称 HHV-6）的再活性化导致疲劳的说法。东京慈惠会医科大学的近藤一博教授等人发现，疲劳时唾液中所含有的病毒量比平时增加了数倍到数十倍。

近藤教授等人采集了在规定时间下班的 20 名事务人员和 1 天加班5 小时以上的营业或研究人员共 40 人的唾液，对病毒的量进行了测定。在"正常下班组"中，唾液一毫升中的 HHV-6 病毒平均 500 个。据说在"加班组"中检测出的数量是这 10 倍以上。加班越多的人疲劳度越大，与此相应病毒的量也越多。

检测工作中的人的唾液，88％的人 HHV-6 再活性化而病毒数量增加；休息后，再活性化率骤减为 24％而病毒量也减少了。安住在体内的疱疹病毒平时会老实地潜伏着，但是在疲劳和压力增大时，就会被重新激活。

研究发现，休息后病毒再次活性化的人，会有很强疲劳感，这暗示没有充分休息好。从这些结果来看，这种病毒被现代人所具有的各种压力刺激下，有再活性化的性质。

近藤教授解释说，当宿主感到疲劳时，察觉到这一点的病毒通过再活性化而增殖，试图转移到其他宿主身上从而提高生存概率。也有人认为，像慢性疲劳症候群那样，被称为疑难杂症的原因不明的慢性疾病中，也有与这种病毒有关的疾病。

如果能弄清楚 HHV-6 再活性化的机制，就可期待解开至今不明的"疲劳原因的物质"和"疲劳的传达物质"的秘密。

追溯古代的历史

罗马帝国的第二代皇帝提比略（公元 14—37 年在位），因为当时罗马流行口唇疱疹,发出了禁止在人前接吻的告示。但是,因为躲起来接吻没被禁止,所以禁止令几乎没有效果。据说当时的治疗方法是将烙铁放在水疱上。

唇部疱疹也在莎士比亚的戏剧《罗密欧与朱丽叶》(1595 年左右首次上演)中登场。"(仙姑)走过女人的嘴唇,她们便立刻梦到接吻:可是发怒的仙姑常使她们的嘴上生疮,因为她们的口里沾染了口香糖的气息。"(梁实秋译)

带状疱疹自古以来就为人所知。1893 年法国的皮肤科医生让·比达尔首次发现了它是一种传染病。进入 20 世纪以后,才知道引起带状疱疹和引起水痘的是同一种病毒。病毒在光学显微镜中无法捕捉到,当时只能等待电子显微镜的发明。人们在 20 世纪 50 年代终于弄清了疱疹病毒的真面目,于 1974 年制出了最初的水痘疫苗。

1964 年发现了"人类疱疹病毒 4 型"(EBV)即爱泼斯坦—巴尔病毒。从西非孩子多发的恶性淋巴瘤(伯基特淋巴瘤,Burkitt lymphoma)中发现了这种病毒。这是对人有致癌性的病毒的第一次发现。

在自然界中广泛分布的疱疹病毒

在自然界有各种固有的疱疹病毒,它们是和特定的宿主共存并进化而来的。到现在为止发现了约 150 种。

马、牛、猪、羊等家畜,狗、猫等宠物,猴子、角马、斑马、瞪羚等哺乳动物,还有鸟类、两栖类、爬行动物、鱼贝类等都携带固有的疱疹病毒,其中也有引起致命疾病的。牡蛎和扇贝的疱疹病毒给水产业也带来了巨大的损害。

其中最具代表性的就是鱼类的鲤鱼疱疹病。这个病是 1998 年在英国和美国开始的,之后扩散到世界各地,导致大量的锦鲤死亡。日本也在 2003 年茨城县霞浦的鲤鱼养殖场发生了大量死亡。除了鲤鱼以外,虹鳟、鳟鱼、银鲑等鲑鱼科、美国鲶鱼、鳗鱼、比目鱼等也确认了携带固有病毒。

可以认为每一种动物物种中都存在与该物种对应的几种疱疹病毒，可能还有数量庞大的疱疹病毒并未被发现。

搭乘人类迁移的便车

疱疹病毒的出现是在 1.8 亿—2.2 亿年前。这是在哺乳动物登场的很久以前，这种病毒存在于细胞中有细胞核的许多真核生物中，在变异的同时在动物之间扩散开来。水痘在约 7 000 万年前从中分化开来，随着哺乳动物势力的扩大而传播。

影响猴子的病毒中，有和"人类单纯疱疹病毒"非常相似的"疱疹 B 病毒"。它也潜伏在神经细胞里，有时会引发疱疹溃疡。猴子也有类似 HHV-3 的疱疹病毒。

人和猴子的疱疹病毒被认为是在灵长类进化初期，从两个共同的祖先演化，分别继承下来的。在反复变异的过程中，也许是因为某个契机，从猴子向人类转移并固定下来的吧。

美国威斯康星大学的柯蒂斯·布兰德教授等人从世界各地收集了 31 种 HSV-1 的样本，并检测了基因，结果发现它们被分成六种类型。其中四个（Ⅲ—Ⅵ型）是非洲中部的，另外两个是"欧美型"（Ⅰ型）和"东亚型"（Ⅱ型）。病毒首先出现在非洲，之后随着现代人类的移动而传播到世界各地的可能性很大。这也和人类的迁徙路线一致。

和流感病毒等一样，人在城市形成密集居住之后，疱疹病毒势力扩大，在人体的神经细胞中找到了潜伏的场所。神经细胞是在人体中被特殊保护的细胞，所以不会像皮肤、嘴巴、消化管中的细胞那样被免疫系统视为眼中钉。病毒和人类宿主的关系极为稳定。

但是，即使一直停留在神经细胞里，迟早也只能和宿主一起死亡。平时老老实实不作恶，在宿主没有发现的情况下一直潜伏着。时而从神经细胞向皮肤转移露脸而使之发病，感染新的宿主。对病毒来说这是理想的生存战略。

日本是疫苗行政的落后国

疱疹病毒一旦进入体内，就不能完全被消除。但是，抗疱疹病毒的药"阿昔洛韦"（Aciclovir）的发明，使抑制 HSV-1、HSV-2、HHV-3、巨细胞病毒的增殖成为可能。

这是首款抗病毒药物，由美国巴罗斯·威康公司（现葛兰素史克公司）的研究小组开发成功，于 1988 年获得诺贝尔生理学或医学奖。治疗处理得越早，症状越轻越容易治好。有治疗效果。

水痘疫苗是由大阪大学名誉教授高桥理明在世界上率先开发的。这是世界卫生组织认可的唯一一种水痘疫苗。由于其高度安全性，每年在全世界都有超过 1 000 万人接种。

然而，日本被贴上了"疫苗行政的落后国家"的标签，在国际上也受到了批评。在日本，根据预防接种法，疫苗接种分为全额公费补助的"定期接种"和自己负担费用的"任意接种"。在 2014 年 10 月，规定了一、二岁儿童对水痘疫苗的定期接种，但对于其他对象仍是任意接种。因此，水痘疫苗的接种率在 40％ 左右，这种程度的接种率无法抑制流行。造成这种现象的原因有父母担心副作用而拒绝接种疫苗，以及行政的纵向管理等制度的不完善。

在欧美，由于这种疫苗的普及，感染率大幅下降。在美国，近年来导入了 MMRV（麻疹、腮腺炎、风疹、水痘四种混合疫苗），接种率达到了九成。因此，美国的水痘感染率在 2000 年时，每 10 万人中有 43.2 人，到了 2010 年快速地减少到了 8.9 人。

在欧洲各国，在导入了两次水痘疫苗接种的地区，几乎没有了感染流行。在德国,虽然婴幼儿发病数减少,但是在年长儿童中仍持续流行。从2008 年开始,实施了全年龄都免费接种两次水痘疫苗的政策。因此,2004 年因水痘而住院的患者超过 2 300 人,而到了 2007 年减少了约一半,只有 1 760 人。

患有疱疹的名人

在江户时代,即使是将军也无法摆脱水痘的感染。第三代将军家光小时候得了水痘,再加上 26 岁患了天花,后遗症使他满脸都是麻子。有脑性麻痹和语言障碍的第九代将军家重在 10 岁的时候、因为生了 57 个孩子而留名的第十一代将军家齐在 7 岁的时候、强行推行天保改革的第十二代将军家庆在 8 岁的时候,都分别发病过。

作为美国 NBC 电视台主播风靡一时的巴巴拉·沃特斯,于 2011 年 1 月摔倒头部受伤而住院。当时也发现感染了水痘。83 岁的她因为得了水痘而成为全美的话题。报道这一消息的电视新闻以"她一年比一年年轻,终于变成了孩子"这样的笑话结尾。

在美国的杂志上,曾经刊登过生殖器疱疹感染的名人名单的特集。在日本人们熟悉的名字如下。在女性中,有歌星杰尼·杰克逊和布兰妮·斯皮尔斯,还有女演员莱萨·明里和引起争议的模特帕里斯·希尔顿。

男性的名单更加热闹。前美国总统比尔·克林顿、演员罗宾·威廉姆斯和布拉德·皮特、洋基队的明星选手德莱克·吉特都在列,据说歌手玛丽亚·凯莉和女演员杰西卡·阿尔巴还被吉特传染。另外,美国橄榄球联盟费城老鹰队的四分卫迈克尔·维克因为传染给了女友而被女友起诉。

第八章　在世界上蔓延的流感——适应了过度拥挤社会的病毒

从南极企鹅中也发现禽流感病毒

在南极的阿德利企鹅中，于 2014 年 5 月发现了新型禽流感病毒。这是世界卫生组织的专家在南极半岛从企鹅的粪便和血液中发现的。在作为禽流感唯一空白地带的南极也发现了禽流感，确认了禽流感是覆盖全球的病毒。

虽然该病毒与 H11N2 亚型相似，但它与导致马流感的 H3N8 亚型有着共同的祖先，是 50 至 80 年前分化的新型亚型病毒。不过，没有发现发病的企鹅。极有可能是从往来于北极圈和南极圈的北极燕鸥等候鸟感染，而在南极传播开来的。

流感病毒原本在西伯利亚、阿拉斯加、加拿大等北极圈附近，一直潜伏在结冰的湖泊和沼泽地中。到了春天，作为候鸟的野鸭和雁等水鸟为了繁殖而回来时，病毒会潜入水鸟体内，在肠管里增殖。

候鸟在一年两次往返于繁殖地和越冬地的途中，在其所经过之地，随粪便一起散布病毒。候鸟中有很多长距离移动的鸟类，作为病毒的"交通工具"遍及最广泛的地域。

通过北海道大学的喜田宏教授和东京大学医学研究所的河冈义裕教

授等长年的研究,这种病毒的生态逐渐清晰起来。除了雁鸭类、鹬鸻类、海鸥等水鸟携带流感病毒之外,还从马、牛、狗、猫、老鼠、豹、海狮、鲸鱼等哺乳动物体内分离出了流感病毒。这表明从鸟通过各种各样的动物感染人的可能性。

猪是重要的中间宿主

由于长时间的共生,流感病毒不会让原来的宿主野鸭等发病,原本对包括人在内的其他动物也几乎没有伤害。但是,从野鸭被驯养为家禽的家鸭很容易感染这种病毒。

在反复感染流感病毒的过程中,基因发生了各种各样的变异,流感病毒变成了在鸡等其他动物身上也可以寄生增殖的病毒,从其中出现了具有强毒性(高致病性)的类型,也能给人带来巨大的危害。

猪对人的感染起着重要的中介作用。猪的呼吸器官的上皮细胞中,存在流感病毒的很多亚型病毒,其中有些亚型可以感染人类。在这里,如果和水鸟持有的亚型病毒之间发生基因重组,就会产生能够感染人的亚型病毒。猪是新亚型流感病毒的"制造工厂"。

为什么鸟的病毒会感染猪呢?这个答案可在中国南方找到。农家的房屋前,鸭子、鹅和猪一起被饲养着。在中国南方的农村经常能看到这样的景象。庭院里有饲养食用淡水鱼的池子,上面撒网养鸡,池塘里的鸭子和鹅、鱼在一起,把掉下来的鸡粪作为食饵。猪也被放养在周围,在附近徘徊。

分化成复杂的亚型

流感病毒原来是一种水鸟的病毒,在反复变异的过程中分化成了许多亚型。禽流感病毒的表面存在两种棘状蛋白,HA(Hemagglutinin,血球凝集素)和 NA(Neuraminidase,神经氨酸酶)。HA 是在病毒膜表面的棘状蛋白附着在宿主的细胞上时使用的,NA 是病毒转移到其他细胞上时所需要的。

根据抗原的不同,HA 分为 1—17 的 17 种亚型。另外,NA 分为 1—10 的 10 种亚型。病毒有 HA(H)和 NA(N)各一个,理论上存在 1 700 种亚型病毒。

例如,近年来的禽流感是"H5N1 亚型",20 世纪初期引发西班牙流感大暴发的是"H1N1 亚型",1957 年的亚洲流感是"H2N2 亚型",1968 年的中国香港流感是"H3N2 亚型",1977 年的苏联流感是"H1N1 亚型"(图 20)。

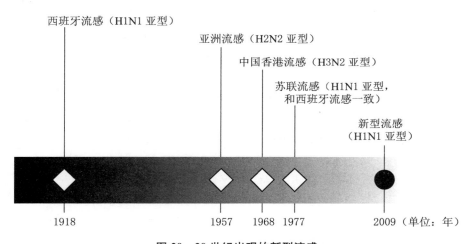

图 20　20 世纪出现的新型流感

除此之外,以前在人类中流行过的还有"H7N3""H7N7""H7N9"和"H9N2"等。其中,需要注意的是"H5"谱系的亚型,特别是"H5N1 亚型"有时会变异成对人致命的"高致病性"病毒。

到目前为止,在亚洲和中东的 15 个国家,从鸡体内已发现了"H1N5 亚型"。它什么时候会发生大流行呢? 全世界都在屏息注视着。

鸭子等水鸟带有这种病毒的大部分亚型。除了人和鸟以外,"H1N1"

和"H3N2"可从猪、"H7N7"和"H3N8"可从马体内检测到。"H3N8"从马也传染给了狗。在鲸鱼中,"H1N1""H1N3""H13N2""H13N9"的感染例是众所周知的。"H17N10"尚只能在蝙蝠中找到。

"H5N1 亚型"的发生

1996 年,广东省发现了患上"H5N1 亚型"禽流感的鹅。感染的鹅有四成死亡。之后,H5N1 禽流感在亚洲一带的鸡中蔓延,给养鸡业者带来了巨大打击。

1997 年香港首次确认了禽流感对人的感染。这是鹅感染的次年。有 18 人感染,6 人死亡。此前被认为不会感染人的"H5N1 亚型"禽流感,因感染人而引起了国际社会轰动。

2001 年 5 月,中国香港发生了大量鸡死亡的事件,为防止感染扩大,香港地区处理了约 450 万只鸡。因进一步在世界范围内蔓延起来,中国内地有 900 万只,韩国有 185 万只,墨西哥有 210 万只,日本也有约 182 万只鸡被处理掉。家禽的受害扩大到 62 个国家,大约有 4 亿只鸡被处理了。

2013 年以后,发病人数直线上升。根据 2011 年世界卫生组织和国际兽疫事务局(OIE)的调查,除去西半球和大洋洲以外的 15 个国家都出现了感染者和死亡者。

感染者的具体统计数(括号内为死亡人数)为,印度尼西亚 192 人(160 人)、埃及 170 人(61 人)、越南 620 人(61 人)、中国 45 人(28 人)。疫情以亚洲和部分中东地区为中心扩散,共计有 640 人发病,374 人死亡。死亡率高达近 60%。这些死者几乎都是和鸡接触后被感染的。

疫情之所以集中在亚洲,是因为在市场上买卖活鸡的习惯根深蒂固。在卫生状况和管理不好的市场,鸡窝里含有大量病毒的鸡的干燥粪便,被人吸入的危险性很高。

2005 年,30 个国家的政府高官召开了禽流感对策会议。2006 年在俄罗斯圣彼得堡召开的 G8 八国集团首脑会议上,禽流感对策成为了最优先议题,围绕着一种疾病,向国际社会传达了某种危机感。当时 59 个国家和地区禁止了鸡的进口,也反映出这一点。

照目前为止的经验来看,如果禽流感病毒发生变异,在不仅是"从鸡到人",而且是"从人到人"的这样传染状态下,"感染爆炸"的危险性就会增大。

世界卫生组织在 2005 年 9 月警告说,如果发生最严重的暴发性疫情,有可能造成 500 万人至 1.5 亿人的死亡。

从中国香港流感和苏联流感出现以来,已经过去了 30 多年。从过去的流行史来看,如果近几年有强烈的"新型病毒"诞生,那也不奇怪。考虑到病毒变异的速度比当初预想的要快得多,病毒也许在某个地方潜伏着,等待着能够向人类发出致命的攻击的那一天。

引起 40 万人死亡的猪流感

即使进入了 2009 年,也没有发生过令人害怕的流感大流行。在专家之间也普遍出现了安心感。然而,在 4 月,另一种基因变异的猪流感在墨西哥的三个地方和美国的两个地方再次发生了局部流行。感染者大多是 20 岁以下的年轻人。之后,短时间内扩散到了全世界。继禽流感之后,猪流感的出现,又在国际社会上引起了混乱。

由于这种猪流感病毒是"H1N1 亚型",给世界带来了冲击。因为这个亚型是过去发生的最严重的感染暴发的"西班牙流感"的元凶。世界卫生组织于 6 月 11 日宣布疫情进入了暴发阶段,将警戒水平提高到了"第 6 级"。这是六个级别的警戒水平的最高级别,是第一次发布(参照序章"对世界卫生组织的批评"一节的表 1)。

因为这个名称招来了从猪肉感染的误解,所以被称为"新亚型流感"。

在美国疾病控制和预防中心 2012 年 6 月编制的报告中,世界上199 个国家和地区的感染人数估计有 6 100 万人,死亡人数超过了 1.8 万人。在日本,包括无法确定原因的人在内,死亡人数为 203 人。

但是,根据美国乔治·华盛顿大学的洛恩·西蒙森教授等国际专家小组在 2011 年发表的报告推算,世界上约有 12.3 万人至 20.3 万人死亡。而且,如果把因流行性感冒而衰弱、引发其他疾病而死亡的人数也包含在内的话,这个死亡数字将上升到 40 万人。

不断变异的新型病毒

禽流感病毒是病毒中特别容易发生突然变异而出现新型病毒的一种。从近年来在中国不断出现的新型流感来看,可以理解流感是多么容易发生变异。

【H5N6 亚型】四川省卫生部门于 2014 年 5 月宣布,一名因急性肺炎死亡的 49 岁男性体内检测出“H5N6”禽流感病毒。这种亚型病毒对人的感染和死亡在世界上尚属首次。男子和鸡接触过,附近养鸡场的鸡都被处理了。8 月在越南的饲养场也被检出了此病毒。

【H7N9 亚型】2013 年 3 月“H7N9”禽流感病毒在中国南部出现。上海市 2 人死亡,安徽省 1 名女性重症状态。此后感染者也不断增加,到 2014 年 10 月末为止,根据提交给世界卫生组织的报告,病毒在北京市、河南省等 2 市 13 省以及香港和台湾地区扩散,有 441 人感染,161 人死亡。在世界上也是第一次报告这个亚型病毒感染人类。

【H10N8 亚型】2013 年 12 月,江西省一名 73 岁的女性因重症肺炎而死亡。新年后,报告了住在附近的第二名 55 岁的女性的感染。无论哪一个,原因都是“H10N8”禽流感病毒感染。这个亚型感染人类,在世界上也是第一次报告。至今为止,在意大利等 7 个国家都是从野生的鸭类中检测到这个亚型。在日本,2006 年在北海道从鸭子体内发现了此亚型。

自然界的病毒污染

2004年感染的时候，在京都府的养鸡场，出现了从鸡到乌鸦的二次感染。可能是因为乌鸦很容易进入养鸡场，或乌鸦把放置的死鸡叼走了。另外，在像小天鹅、游隼、小鹀鹀等野鸟之间，传染已蔓延到前所未有的程度。

德国慕尼黑工科大学教授约瑟夫·赖希霍尔夫等人发表声明说："新亚型流感病毒很有可能已经进入食物链，严重污染了自然界。"

据推测，受病毒污染的鸟粪作为鱼的饵食和肥料被广泛使用，流入河川和湖沼，使鱼被病毒感染，然后，感染以鱼为食的鸟和以鱼粉为饲料的家畜。联合国环境计划署（UNEP）警告说，野生生物的感染在蔓延。近年来野生动物的急剧减少和灭绝，主要是栖息地的破坏和偷猎等原因所致，但也有可能这种病毒是帮凶，在助一臂之力。

流行性感冒的由来

古希腊的医圣希波克拉底在公元前412年这样地记录了一种疾病的流行。"有一天很多居民突然发高烧，浑身发抖且咳嗽不止。虽然这病很快就蔓延到了整个村子里，但也很快就平息了。"美国疾病控制和预防中心的亚历山大·兰格穆尔博士等人的研究认为，这份文献记载的正是流行性感冒流行，此种说法很有权威。

"流行性感冒"的病名是1504年在意大利命名的。每年到了冬天都会流行，迎春时节会停歇。因此，当时被认为是受天体运行和冷空气等的影响而产生的疾病，故被称"Influensza"，意大利语意为"影响"。1743年这个词被译成了英语"influenza"（流行性感冒），在世界范围内被广泛使用。

据说在14至16世纪的文艺复兴时期的意大利也有这种流行。其中，1580年的疫情，恐怕是一种灾难性的大流行。流行性感冒的传播从亚洲开始,接着向非洲大陆,然后向欧洲蔓延。当时在罗马有 800 多人死亡,在西班牙有一个城市完全消失的记录。之后,从欧洲扩散到了新大陆。

19 世纪以后的大流行

自 18、19 世纪以来,世界上共有 25 次流感大流行,其中 12 次被认为是世界大流行。

始于 1729 年的流行性感冒大流行,在那年春天从俄国向西方蔓延。6 个月后就扩散至整个欧洲,此后三年席卷了全世界。有几次流行的浪潮,死亡率第一波高出第二波,第二波高出第三波。据说人类的三分之一感染了病毒,是西班牙流感以前最广泛的一次世界大流行。

接下来的一次世界性流行是在间隔约 50 年的 1781—1782 年发生的。流行从中国开始,经过俄国,10 个月后到达了欧洲。据说在流行的高峰时期,俄国的圣彼得堡每天约有 3 万人发病。在罗马,发病人数占总人口的三分之二;在英国,总人口的七成感染了流感病毒。

约 50 年以后的下一次世界性流行是在 1830—1833 年之间发生的。流行规模之大可以与西班牙流感匹敌。这次流行起源于中国,并向四周辐射式地传播开来。越过海洋,传到菲律宾、印度尼西亚,或者越过喜马拉雅山传到印度。向北方蔓延袭击了俄国,吞没了欧洲。1847 年在伦敦流行中死亡了 25 万人。

1886—1890 年的"俄国流感"首先出现在中亚地区,后扩大到整个欧洲,死亡人数达 20 万—25 万人。世纪之交的 19 世纪末到 20 世纪初,欧洲全域的鸡、火鸡等家禽大量死亡,给养鸡业带来了巨大损失。当时,仿照中世纪的鼠疫,这次疫情被称为"家禽鼠疫"。这成为了即将到来的全球世纪大流行的前奏。

20 世纪以后,新亚型流感发生五次(图 20),以 10 到 20 年为周期发生。第一次是后述的 1918—1919 年的西班牙流感。第二次是 1957 年的"亚洲流感"。在东南亚各地、日本、澳大利亚，后来在北美、欧洲等世界各地广泛传播。据推测世界上有超过 100 万人死亡，日本约有 300 万人感染，约有 5 700 人死亡。

然后是 1968—1969 年的中国香港流感。在中国香港，6 周内感染了约 50 万人，占其人口总数的 15％。死者估计在全世界超过了 100 万人，在美国有 3.38 万人。在日本也有 14 万人感染，夺去了约 2 000 人的生命。

1977 年到 1978 年，苏联发生了苏联流感疫情，约有 10 万人死亡。人们认为原因是在研究所里保存的病毒因为某种原因流出所致。第五次是在 2009 年从墨西哥开始，扩散到世界 199 个国家和地区。世界卫生组织发布报告称，导致了世界上 28.45 万人死亡。

西班牙流感的零号患者

在传染病的历史中，造成最大悲剧的是 20 世纪初，第一次世界大战末期发生的"西班牙流感"疫情。在人类史上，一次流行就出现了人数最多的死者和感染者，影响了世界历史的进程。

防止大规模流行的对策的基本是"零号患者"，也就是说寻找最初的感染者。美国医学史学家阿尔弗雷德·克劳斯比认为，堪萨斯州的范斯顿基地（现赖利基地）是"震源地"。1918 年 3 月 4 日，在基地内的诊疗所里，有很多发烧和头痛的士兵蜂拥而至（图 21）。有 1 000 多人感染，48 人死亡，但都作为通常的肺炎被处置了。

发病的士兵是负责打扫猪圈的。这一带也是加拿大黑雁飞来的有名的越冬地。一种有力的说法是，大雁将病毒传染到猪身上，之后病毒在猪体内变异并传染给人。

英国的 Retroscreen 病毒研究所所长约翰·奥克斯福特（John S. Ox-

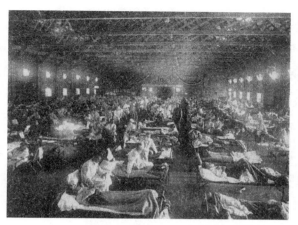

图 21　美国堪萨斯州范斯顿基地的集体感染患者，
此地被怀疑是"西班牙流感"的最初暴发地

ford）则赞成法国起源说。第一次世界大战中，法国北部的一个叫埃塔普勒的小村里有英军的军事基地，协约国军队的约 10 万名官兵经常出入。继 1916 年 12 月出现酷似流感症状的士兵入院之后，很多士兵住院，而且很多人死亡，达到"死亡率高出战死率的两倍"的程度。

席卷世界的大流行

范斯顿基地发生疫情一周后，纽约市报告出现了患者。1918 年 8 月之前，马萨诸塞州等各地的基地、学校、汽车工厂等也报告了集体感染。在弗吉尼亚州等地的基地，士兵一个接一个地病倒了。

而且，由于送往欧洲战线各地的士兵中夹杂着感染者，所以在 5—6 月份，欧洲全境开始流行。随着士兵们的移动，病毒也扩散开来，4 个月间全世界都被卷入了流感之中。

虽然一时看起来似乎已经平息了，但是在 1918 年 8 月，在法国的布雷斯特、美国的波士顿、西非的英国殖民地塞拉利昂的首都弗里敦的三个港口，同时暴发了感染。这病毒获得了初期的病毒无法比拟的更强烈的毒性，由此被称为"第二波"的流行。

第一次世界大战的战场从欧洲转向了当时是殖民地的非洲大陆。弗里敦是连接欧洲和南非的西非航线的煤炭补给基地，是重要的港口。

1918 年 8 月，载有约 20 名患者的军舰进港，数百名当地工人装载了煤炭。紧接着，工人之间开始出现流感症状，塞拉利昂的 5％ 的人口在短时间内因流感死亡。病毒从一个港口被传播到另一个港口，从那里沿着铁路和河川向非洲内陆扩散。

使大战提早结束的流感

在中立国西班牙，5—6 月约有 800 万人感染，国王和内阁成员也病倒了。不仅政府行政机关，而且整个国家也瘫痪了。大战中很多国家都封锁了信息，但是只有中立国西班牙没有统一管制，疫情被大肆报道。因此，这次疫情被称为"西班牙流感"。西班牙政府虽然对这个名称提出了抗议，但这是马后炮，无济于事。

特别是在德军和英法美联军陷入胶着状态的西部战线，发生了异常事态。病毒轻而易举地越过了这条最强的防线。士兵挤在战壕里，过于密集的战斗持续了三年半的时候，流感病毒入侵了。

两边军队都有半数以上的士兵感染，根本谈不上战斗了。在柏林，每周平均有 500 人死亡。美国军队的阵亡人数是 5.35 万人，而因流感而死亡的官兵数却是 5.7 万人，超过了战死人数。

德军受到的打击也很大，因流行性感冒失去了约 20 万名官兵。最高司令官艾里希·鲁登道夫将军于 1918 年 7 月逼近了巴黎以东 80 公里的马恩河。但是，英法美联军刚一反击，德军就轻而易举地败走了。

后来将军说："在马恩河会战中的败走，绝对不是因为新参战的美军。士兵全都被流行性感冒侵袭，虚弱到无法携带武器。"

对于两个阵营来说，继续战争都变得困难，大战提前结束了。但是，因为各国参战的士兵在欧洲战线上感染病毒并带回本国，一下子暴发了流感的全球化大流行。

日本的流行性感冒

在日本，有记载表明，平安时代在近畿地区发生了类似流行性感冒的疾病疫情，以及江户时代在全国发生过几次流行。被称为"御七感冒""谷风""御驹风"等，也反映了当时的世态。"御七感冒"反映的是在恋爱结束时纵火的"八百屋御七"，"御驹风"是人气戏剧的登场人物，"谷风"是大横纲（相扑著名选手）。

近代以后，在美国疫情开始之后不久的 1918 年 4 月，在相扑台湾巡回赛中的三位力士因流感死亡，之后也有很多力士休场。5 月 8 日的《朝日新闻》报纸以"流行的相扑感冒——力士在同样场所倒下"为题进行了报道。

到了 10 月份左右，欧洲战线上流行的毒性增强的西班牙流感病毒登陆日本，以军队和学校为中心开始了大流行，并逐渐扩大。10 月 24 日的报纸上写道："最近袭击东京的感冒流行越来越严重，无论哪个学校都有数人到数十人休息。"11 月份，患病人数和死亡人数都达到了最大值。1919 年 2 月的报纸上刊登了"所有人都被拒绝住院，医生和护士全都倒下了"的报道，这一标题传达了当时流行的可怕状况。

1919 年 7 月看似疫情蔓延已经减弱。但是，从 1919 年 10 月下旬到次年春天，第二次流行（后流行）又开始了。《朝日新闻》报道说，"交通通信受到了很大影响，市电车公司和电话局每天都有 500 至

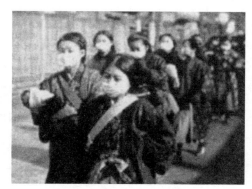

图 22　预防对策也只是戴口罩
（来源：1920 年 1 月 12 日《朝日新闻》）

600 人缺勤"，传达了社会陷入瘫痪状态的情况（图 22）。流行扩大到了全国。

根据政府官方记录，即内务省卫生局（厚生劳动省的前身）于 1922 年编纂的《流行性感冒——"西班牙感冒"大流行记录》，第一次流行的死亡人数为 257 363 人，患者的死亡率为 1.22%。在第二次流行中，死亡人数为 127 666 人，患者的死亡率上升到 5.29%。当时日本的人口是 5 666 万人，仅第一次流行就有 37.3% 的人口感染。

国内的感染者超过了 2 300 万人，死亡人数合计达到了 38.6 万人。但是，这个数字有一部分府县数据的缺失，人口学家、庆应义塾大学名誉教授速水融根据疫情时死亡率比往年高的"超额死亡"计算，死亡人数高达 45 万人。

到了 1921 年，流行性感冒就那样消失了。在 1 月 6 日的报纸上，可以感受到"全国迎来了战战兢兢的春天，但幸运的是今年这个魔爪还没有伸开"这样的安心气氛。

死亡达 8 000 万人之多

当时的世界人口约为 18 亿人，估计至少有一半到三分之一的人口被感染，死亡率根据地域的不同，到达 10%—20%，世界人口的 3%—5% 死亡。疫情从欧美扩展到非洲和亚洲的发展中国家。这些国家在不知道是流行性感冒的情况下，也只能是束手无策。

根据各国死亡人数的报告，不同研究者统计的数据有所不同。在美国，有四分之一的人口感染，死者包括国内和出征将士在内共 67.5 万人，加拿大有 5 万人。特别是原住民的损失很大，阿拉斯加的村落中有 60% 以上的人死亡。英国死亡 28 万人，法国 360 万人，德国 58 万人，西班牙 29 万人。

印度有相当于全民 5% 的 1 850 万人，中国有 1 000 万人，印度尼西亚有 150 万人死亡。在新西兰,流感在某军舰停泊后不久就开始流行,有8 600 人死亡。从那里扩大到南太平洋的各岛屿,最严重的西萨摩亚(现在的萨摩亚),人口的 90% 发病,3.8 万人的岛上居民的约 20% 死亡。

有人居住却躲避了的西班牙流感疫情的地区,据说只有巴西亚马孙河河口处瑞士那样大小的马拉霍岛、南大西洋的圣赫勒拿岛、南太平洋的新几内亚岛。

美国流行病学家埃德温·乔丹于 1927 年发表的按大陆推算的死亡人数(概数)为,北美、中美 106 万人,南美 3 万人,欧洲 216 万人,亚洲1 575 万人等,共计 2 000 万—2 700 万人。关于死亡人数,除此之外还有各种各样的推算值,从 2 000 万—5 000 万人不等,差异很大。此外,死者超过 1 亿人的说法也有发表。

根据美国华盛顿大学的病理统计学教授马雷·克里斯托弗等近年来的研究,在亚洲、非洲等迄今为止没有进行过调查的地区,也查明了感染扩大的状况。对当时的死亡率的再调查表明,推定死者数为 5 100 万人到 8 100 万人。最大死亡数,估计撒哈拉以南非洲有 1 800 万人,南亚有1 300 万人,东亚有 2 000 万人。

在发生了大流行的地区,其街上的景象也完全变样了。

学校和公共机关被关闭,外出的人全都戴着口罩武装起来。在旧金山,警察逮捕了没有戴口罩的人。村镇街道的入口处,乡勇组织起来把要进入的陌生人赶回去。可疑的治疗方法和药物蔓延开来。剧场门口贴着"咳嗽打喷嚏者禁止入场"的告示。简直就像是 14 世纪鼠疫流行时的情景。

在西班牙流感大流行之后,大概有十年左右流感反复流行,但不太引人注意了。可是,却在本以为它已悄悄消失了的时候,经过了半个世纪以上的 1976 年,流感又出现在美国新泽西州的福特迪克斯基地,500 多人感染,其中 1 人死亡。有人指出,可能是因为保存的病毒从专门机构中泄漏出来了。

西班牙流感的真面目

西班牙流感的真面目，在 1933 年首次被查明。在那之前，在显微镜下不能观察到比细菌更微小的病毒。之后发现流感病毒，有 A（甲）、B（乙）、C（丙）三种类型。"西班牙流感病毒"是 A 型（甲型），那以后引发大流行的病毒都是这种类型。西班牙流感病毒在现在的分类中是属"人类 A 型流感病毒 H1N1 亚型"。

B 型（乙型）流感只在人际间传播，症状和一般的感冒非常相似，比较轻。C 型（丙型）的特征是主要感染 5 岁以下的儿童，症状为流鼻涕多，没有季节性，全年都会发生。

20 世纪 50 年代中期，美国陆军病理学研究所的杰弗里·塔乌文伯格博士成功将病毒从西班牙流感流行时在阿拉斯加死亡并埋葬的原住民的遗体中分离出来，将其复原后送入小白鼠体内，结果它在短时间内死亡。再次证明了其毒性的强大。

流感病毒和 HIV 是同属 RNA 病毒，变异非常活跃，在 1 年内就可以完成哺乳类经过 100 万年才能达到的进化。因为不断地重复变异，所以即使研制疫苗，在刚研发出疫苗的时候，病毒就可能会变异而改变姿态，疫苗常常会起不了作用。

环境破坏导致的集体感染

以前就存在的禽流感病毒，为什么到了近年才开始如此猖獗呢？卡特·班德格列夫等美国加利福尼亚大学圣克鲁斯分校的研究小组认为，是受到了地球环境变化的影响。

湿地保护的国际机关拉姆萨尔公约事务局发表声明称，由于农地改造或开发，过去半个世纪中，世界湿地的 50％ 都被破坏了。在加利福尼亚州，至今为止已经有 90％ 的湿地消失。日本也有 50％ 的湿地消失了。

结果，鸭子等水禽类的越冬地变得狭窄而过于密集。另外，亚洲等水田地带由于增产的压力,没有休耕期地进行全年耕作,导致鸭子的饵食场所不断缩小。由于越冬地的过度密集化,与以前相比,鸭子感染病毒的机会显著增加(图23)。

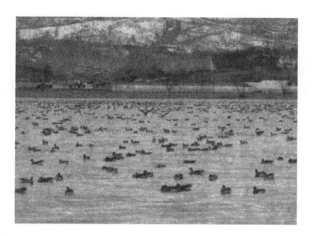

图 23　北海道的宫岛沼泽是大雁和海鸥的越冬地,鸟类的过度密集群居已成为问题

由于空气传播而蔓延的流感病毒是适应了人口密度高的"城市"的病毒。从过去的大流行来看,古希腊、古罗马,以及圣彼得堡、纽约、东京等大城市都发生了大规模的疫情。从而,军队、工厂、学校等人群聚集的地方成为了病毒的温床。在人口密度低的地方,病毒无法传播。

由于 18 世纪在英国开始的工业革命和工业化,很多人居住在过度拥挤的大城市,除了流行性感冒以外,还经历了结核和霍乱等新的大流行(第二章、第十三章)。而且,没有免疫力的劳动者经常从农村流入城市的工厂。随着交通和物流的发达,迅速促进了人类、动物的广泛移动,可能导致短时间内出现世界性的流行。

因打喷嚏而飞散的病毒

病毒附着在呼吸道黏膜上的话,会快速增殖,通过感染者的咳嗽和喷嚏,病毒在人多的城市扩散。以时速 150 公里的速度飞溅的飞沫是病毒的强力飞行器。流行性感冒的潜伏期非常短,可以在短时间内引起大流行。也就是说,流感病毒是完全适应了过度拥挤社会的病毒。

NHK 的信息电视节目"试试合点"(2016 年 2 月 1 日播出)介绍了一个有趣的实验。感染者打喷嚏,有多少飞沫在空气中飞溅,又在空气中生存了多久? 用高速摄像机拍摄喷嚏。女性的飞行了 1 米,男性的则飞行了 2 米左右。

在密闭的空间里漂浮着约 5 000 个病毒,随着时间的流逝,进行检测。3 小时后有 12 万个,6 小时后 5 万个,9 小时后 500 个,12 小时后就极少了。

在 2002—2003 年的 SARS(第三章)流行期间,感染者乘坐了全世界 400 个航班。在之后的美国疾病控制和预防中心的追踪调查中,其中感染其他乘客的有 5 个航班,飞机内感染者有 37 人。

不过,据航空公司的专家说,为了使空气从上往下流且前后不流通,已对飞机内的换气系统进行了改良。飞机内的空气每隔三分钟更换一次。在换气后的空气中,因为通过高性能的过滤器,病毒和细菌的绝大部分都被除去。

原因是畜牧革命

在这四分之一个世纪里,全世界食用肉的消费在增加。特别是鸡肉的消费量是之前的接近六倍。根据联合国粮食及农业组织的统计,世界上饲养的鸡的数量在 2011 年大约有 200 亿只。这十年间增加了三成,其中中国占了 24%,整个亚洲的饲养数量占了 55%。

据说鸡的日语词源是"庭院里的鸟"。但是,从在农家院子里饲养的小规模养鸡开始,最近将数万只到几十万只集中饲养的工厂式养鸡急速地普及起来。被称为世界最大养鸡工厂的巴西东南部的曼迪凯拉农场饲养了 800 万只鸡,每天生产 540 万个鸡蛋。在几乎没有自然光和外部空气进入的封闭式养鸡场里,很多鸡被塞入狭窄的笼子,几乎无法动弹。

让鸡吃转基因玉米的饲料,强行催其生长增肥,饲养 40—60 天后,用传送带搬运,用机器自动宰杀处理成食用肉。以前大概需要花 80 天左右,但是因为使用促进生长的药物,所以缩短了这么多。快餐用和超市卖的便宜的肉鸡已经是通过大量生产来降低成本的"工业产品"了。

猪的饲养现场也和养鸡场一样。全世界饲养了约 8 亿头猪,其中 60％是中国产。最初在墨西哥出现的"猪(新亚型)流感"的发源地就被认为是美国大型养猪公司在当地经营的巨大养猪场。这里一年生产近 100 万头猪,是一个以高密度饲养和不清洁而臭名远扬的养猪场。

因流行性感冒病倒的名人

世界上很多名人因西班牙流感而死亡。其中,有活跃在维也纳的画家,28 岁去世的埃贡·席勒,55 岁去世的古斯塔夫·克林姆特。席勒去世前三天,埃迪特夫人因西班牙流感去世。作为《呐喊》的作者而著名的挪威出生的画家爱德华·蒙克患病后总算治愈。恢复后,他画了《西班牙流感后的自画像》。

除此之外,死亡名单上还有纪尧姆·阿波利奈尔(出生于意大利的诗人)、马克斯·韦伯(德国社会学者)等的名字。

死里逃生的有富兰克林·罗斯福、伍德罗·威尔逊(以上是美国总统)、威廉二世(德国皇帝)、劳合·乔治(英国首相)、华特·迪士尼(美国电影制片人)、海勒·塞西耶(埃塞俄比亚国王)、凯瑟琳·安·波特(美国作家)等人。波特根据自己的体验写了《灰色马,灰色的骑手》。

在日本,说起西班牙流感的牺牲者,首先该提到的,就是剧作家兼导演的岛村抱月。他于 1918 年感染,同年 11 月 5 日去世。他的情人、人气女演员松井须磨子也于次年 1 月追随其后自杀了。在近代日本美术史上留名的关根正二、村山槐多也英年早逝。此外,还有皇族竹田宫恒久王,原首相伊藤博文的女婿、原内相末松谦澄，东京站的设计者辰野金吾，西乡隆盛的儿子、军人西乡寅太郎等人的名字也在死亡名单上。

发病后得救的人也很多。比如，首相原敬、藏相高桥是清、雕刻家兼诗人高村光太郎、作家芹泽光治良、剧作家岸田国士、随笔家内田百闲、小说家志贺直哉、武士小路实笃。

作为 11 个孩子的母亲，歌人与谢野晶子的一家中有很多人相继病倒，她留下了这样一首诗：

冬天有流行性感冒/哮喘/支气管炎/肺炎/折磨父母和孩子
和八个人

第九章　百年前出现的艾滋病感染
——日本患者数量持续增加

突然出现的奇怪疾病

世界上艾滋病的新患者数终于到达了峰值，引起如此大骚动的艾滋病几乎不再成为话题了。但是，在非洲，艾滋病依然是最大的死亡原因。在世界范围内，仅限于发展中国家的话，这是继肺炎之后死亡的第二大原因。

虽然在发达地区急剧减少，但是日本实际上是感染者增加的唯一一个发达国家。2013 年 11 月发生一个事故，有一个感染 HIV 的献血者漏过检查把血液输给了其他两人，造成其中一人感染。

艾滋病突然出现在文明社会是在 1979 年。洛杉矶的私人诊所医生注意到，来院的同性恋者中，发热、体重减少、淋巴结肿大、慢性腹泻等症状正在增加。

此外，从患者身上还相继发现了罕见的"肺孢子菌肺炎"的感染。当时被称为"杰氏肺囊虫肺炎"，但后来判明是其他原因。造成这种肺炎的真菌杰氏肺囊虫是有 75％的人会在 4 岁之前感染的"正常菌群"（第四章）。

而且，次年 1980 年，在纽约同性恋者中也出现了越来越多的奇怪的免疫缺陷的病例。其中一个，是由被称为"恶性卡波济氏肉瘤"的 HHV-8

（第七章）引起的极为罕见的皮肤癌。全身长出肿包似的癌疱。大多数患者都是同性恋者举行乱交聚会的公共浴室的常客。

虽然这两种病原体对健康的人无害，但是不仅仅是对艾滋病，而且对晚期癌症患者、未成熟儿童和脏器移植后接受免疫抑制剂治疗的人，也会引起"机会性感染"（第四章）。

1981 年 5 月，纽约同性恋者的报纸上刊登了一则奇怪的肺炎流行的新闻。在 7 月 3 日的《纽约时报》上，以"从 41 个同性恋者中发现罕见癌症"为题刊登了头版头条新闻。这是关于艾滋病的第一次系统性的报道。作为世纪末的疾病，这成为常占据全世界报纸版面的新闻报道的先驱。

流行的开始

研究者的关心集中在这种怪病起源于何时何地。从过去在医学杂志上发表的病例和保存的血清及病理标本中，各国开始对疑似艾滋病的病例进行了调查。

在美国，最早的病例被认为是 1959 年在纽约的海运公司工作的 49 岁的海地裔美国人，因肺囊虫肺炎而死亡。另外，从 1969 年在密苏里州死亡的 18 岁同性恋黑人少年身上，也发现了卡波济氏肉瘤（皮肤多发性出血性肉瘤）。

1976 年，挪威人船员夫妇和女儿一家三口相继去世。丈夫死前在西非逗留了八年。据说他是 20 世纪 60 年代初期在非洲感染的。并且，还调查出了 1977 年丹麦外科医生、1979 年德国小提琴手因几乎可以诊断为艾滋病的症状而死亡的例子。

欧洲的感染者都有去非洲或在非洲停留的经历，因此非洲作为艾滋病的"震源地"受到注目。过去从非洲人那里采集的血液，保存下来的血清再次被检查。在旧比利时殖民地的刚果民主共和国[以下简称刚果（金）]，曾经很多人在罹患疑难杂症后，甚至会前往比利时的医院进行治疗,那里还保留着他们的血清和病历卡。

结果显示,非洲最古老的阳性血清是 1959 年利奥波德维尔(现金沙萨)出生的邦达族成年男性。据目前所知,他是艾滋病最早的患者。第二年被采血的刚果(金)女性的血清也确认了第二例的感染。当时,在刚果(金)疫情好像已经相当严重。

在金沙萨,从 1975 年左右开始,出现了造成体重急剧减少且无论怎么治疗也治不好的顽固不休的腹泻。在对 1981 年前在非洲发病,疑似患有艾滋病的 38 名患者的感染途径追溯研究中,29 例都和刚果(金)有关联。20 世纪 80 年代初期,赞比亚和卢旺达也有出现卡波济氏肉瘤患者的报告。

乌干达发生集体感染

在非洲,作为最早出现的艾滋病群体感染,而引起人们关注的是"苗条病"。1982 年秋,发生在乌干达南部的坦桑尼亚边境附近的维多利亚湖畔的一个村子里。因为病人衰弱后像骷髅一样消瘦而死,所以得此名。大约 500 名村民中有 17 人因这种症状而相继死亡。他们中有很多是来往于国境的秘密贩子。

到了 1987 年,"苗条病"患者达到了 6 000 人,更加严重了。HIV 阳性率在乌干达首都坎帕拉的性工作者(妓女)中达到 70%,在卡车司机中达到 33%。阳性者的 10% 是在母亲的胎内或哺乳中感染的孩子。

在维多利亚湖周边,一种称为尼罗河鲈鱼(Nile perch)的体长超过 2 米的大型外来鱼被越来越多地捕获,而且出口到包括日本在内的世界各地。这一时期,本是无人岛的林吉提岛(肯尼亚领土),却作为渔夫们的基地,变成了一个居住着 6 000 人的小镇。

渔夫们赚了大钱。盯上这些钱的性工作者从各地汇集了过来。笔者在 1988 年访问该岛的时候,岛上有 30%—40% 的居民感染了艾滋病,诊疗所的仓库里堆满了来不及处理的尸体(图24)。

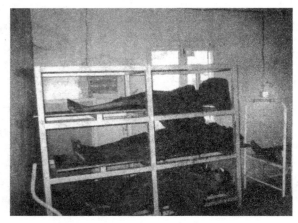

图 24　艾滋病死亡者
（1988 年摄于维多利亚湖中的肯尼亚领土的林吉提岛）

从 1983 到 1984 年,非洲各地暴发了艾滋病,其流行的中心是从刚果
(金)到卢旺达的地域。疫情从这里开始呈放射状地四处扩散,向东传播至
乌干达、布隆迪、肯尼亚、坦桑尼亚,向北至中非,西面至刚果(金)、尼日利
亚,南面至赞比亚、马拉维等国家,各国疫情泛滥的实况浮出水面(图25)。

发现病毒的时间先后之争

到了 1982 年,有分析表明艾滋病的原因是病毒感染致使人体免疫细
胞被破坏,因而被定名为"获得性免疫缺陷综合征"(Acquired Immune
Deficiency Syndrome),取其首字母,就被称为 AIDS(艾滋)。

这之后,关于谁最先捕捉到这种病毒,就出现了争议。围绕"谁先发
现"的问题的激烈争议在科学史上有很多先例,但是围绕着谁先发现艾滋
病病毒,因为于功名心以外还涉及商业利用权利,最后发展成了国际性的
纷争。一方面,法国巴斯德研究所的吕克·蒙塔尼埃博士等人在 1983
年,将从同性恋患者中分离出来的病毒命名为 LAV(淋巴结肿胀相关病

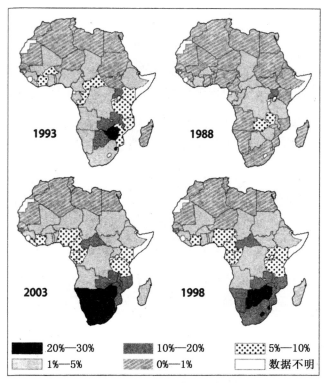

■ 20%—30%	▨ 10%—20%	▦ 5%—10%
▧ 1%—5%	▨ 0%—1%	□ 数据不明

图 25　非洲成人 HIV 感染者趋势示意图
［据艾滋病救济国际非政府组织（NGO）、AVERT 网站作成］

毒），发表文章说这是艾滋病的病原病毒。然后将样品寄给了美国国立卫生研究所（NIH）的罗伯特·盖罗博士等人。

另一方面，盖罗博士于 1984 年 4 月，将从艾滋病患者中分离出来的病毒命名为"人类 T 细胞白血病病毒（HTLV）3 型"（第十二章），并发表文章说，这正是艾滋病的病原病毒。基于此，美国的制药公司取得了专利，而且上市了检查套件。

因为在那之后的追加测试中，发现两种病毒的基因完全相同，法国方面谴责美国的"盗用"，为此双方展开了激烈的论战。当时的美国总统里根和法国总统希拉克之间，谋求了政治解决，最终美国方面认可了法国方面的主张。

病毒的名称也被统一为 Human Immunoddeficiency Virus（人类免疫缺陷病毒），取首字母称为 HIV。蒙塔尼埃博士等法国两位科学家被认定为 HIV 的发现者，并被授予 2008 年的诺贝尔生理学或医学奖。现在，很多人将其统称为"HIV/艾滋病"。HIV 的意思是指病毒感染，艾滋病是指疾病。

1978 年，在大西洋塞内加尔海域的佛得角群岛，发现了与艾滋病相似但病情发展缓慢的葡萄牙人患者。其于 1966 年在几内亚比绍感染的可能性很高。1985 年，蒙塔尼埃博士等人将病毒从该患者身上分离出来，确认为 HIV 的一种。后来被命名为 HIV-2 型。

之后，在西非各地发现了很多感染者。这种 2 型病毒也会攻击免疫系统，和 1 型一样会引起机会性感染。只是，其病原性和传染性低，流行范围也有限。

蔓延全世界的艾滋病

随着流行从非洲蔓延到欧洲的，HIV 在西半球也潜伏很深。侵入西半球的地点，被认为是加勒比海的海地，从 20 世纪 60 年代末到 70 年代初侵入。

在刚果（金）等西非法语圈国家，1960 年前后独立时，旧宗主国的法国人和比利时人被驱逐出境。为了填补这个空缺，这些国家从同样是法语圈的海地，邀请了约 4 500 名教师和技术人员等专业人员。

因为他们把 HIV 带回了自己的国家，所以在 1966 年左右，海地好像发生了最初的艾滋病疫情。当时卖血盛行，注射针感染急剧扩大，并且感染病毒的血液作为血液制剂的原料出口，所以疫情蔓延到了美国、加拿大、巴西等西半球地区。另外，海地在美国等地的同性恋游客中人气很高，而且非法入境的同性恋者带着 HIV 进入了美国，导致感染扩大。

在这个阶段,92%的北美的感染者还只是同性恋的男性。美国疾病控制和预防中心特别关注的是一个名叫加埃坦·杜加(Gaetan Dugas)的同性恋男性,他在加拿大航空公司工作。他英俊、精力旺盛,每次因工作或休假去北美各地的城市的时候,都会在同性恋的聚居地反复乱交。

跟踪调查显示,在1982年4月之前在美国被诊断为艾滋病的2 488人中,至少有40人和他发生过关系。约在同一时期,在哥本哈根、伦敦、日内瓦、巴黎、巴塞罗那等欧洲七国的城市中,也发现同性恋男性因免疫缺陷而死亡的病例。

1984—1985年,抗体检查法确立后,相继报告在非洲大陆,北美,加勒比海、巴西等中南美地区,泰国、柬埔寨等东南亚地区也出现患者激增的情况。这表明艾滋病已经进入了暴发式流行的阶段。异性恋者中感染的人也在增加,在母亲胎内或出生时感染的新生儿艾滋病例也急速增加。艾滋病从"同性恋者的怪病"升级为"人类最大的威胁"。

笔者在20世纪80年代中期常驻肯尼亚,亲眼看见了非洲大陆艾滋病如文字所描写那样感染暴发的情景。在工作的联合国机关里,一个又一个当地职员的身影从办公室消失了,而且职员们一直谈论着艾滋病的话题。医院很快就爆满了,连走廊和通道都挤满了患者。停尸间无法收容尸体,遗体堆积在医院空地上,周围弥漫着腐败的臭味。

疫病的大流行总伴随着对患者的偏见和歧视,而艾滋病从流行开始就具备了招致这些偏见和歧视的要素。通过肛门性交或注射毒品针筒的反复使用,在同性恋男性和吸毒者之间的流行变得明显,并且通过男女间的性交行为逐步地传播开来。尽管科学家努力了30年,但至今还没有决定性的治疗方法。

这之后判明了,男女间通常的性行为中感染艾滋病的概率是1.0%以下,但是肛门性交的感染率上升到3.0%。如果因为梅毒等原因引起溃疡,感染率就会跳到10倍以上。这正是艾滋病首先在同性恋者之间引起感染暴发的原因。

艾滋病从一开始就被视为一种不祥的疾病,其患者遭到社会上的偏见对待。即使现在,感染者的自杀、离职、离婚等比例也比一般人要高。根据纽约州卫生局 2007 年的调查,艾滋病患者的自杀率根据地区不同达到非感染者的 7 至 36 倍。但是,随着抗 HIV 药物的普及,自杀率已减半。

起源于非洲的灵长类

破坏人体坚固防壁免疫细胞的最强病毒是从哪里来的呢?研究人员为了寻求自然界中最接近 HIV 的病毒,进行了不懈的探索。结果表明,除了绿猴、白眉猴、狒狒、山魈等非洲产的大部分灵长类动物之外,牛、家猫、狮子、马、羊、山羊等也携带着和 HIV 同类的病毒。

灵长类动物的 HIV 被发现是偶然的。1970 年,加利福尼亚大学戴维斯分校作为实验动物饲养的亚洲产的四只猕猴因恶性淋巴瘤和机会性感染而死亡。

在发现 HIV 两年后,科学家发现这个致死病毒和 HIV 非常相似。灵长类动物的艾滋病是"SAIDS"(SAIDS = Simian Aids),其病毒被命名为猴免疫缺陷病毒(以下称 SIV)。

但是,在同一个地方饲养的其他非洲产灵长类动物没有发病的迹象。非洲产的灵长类动物具有免疫力而于其无害,但是对于没有免疫的亚洲产灵长类动物来说是致命的。

从遗传基因的序列比较来看,HIV 和 SIV 有着极为接近的关系。据此,基本确定了艾滋病起源于非洲产灵长类动物。彻底探索作为其原因的非洲产灵长类动物携带的 SIV 后得出的结果表明,至今为止在 45 种非洲产灵长类动物中发现了各自固有的 SIV。

祖先是马达加斯加出生的

现在被认为起源于非洲产灵长类动物的 SIV，于 3.2 万年前在西非喀麦隆海域的比科岛上出现。感染后不久，恐怕有很多宿主死亡，但之后与获得免疫的宿主和平共存了。

阿拉巴马大学的研究小组查明，生活在非洲从喀麦隆到加蓬热带森林的黑猩猩亚种、非洲中西部黑猩猩和西低地大猩猩的 SIV，拥有与 HIV-1 型共同的 90％ 的基因，是最接近其基因构造的。可是，黑猩猩没有发病的痕迹。

另外，HIV-2 的感染者集中在几内亚比绍和塞拉利昂等西非的七个国家。与生活在这一带的白枕白眉猴这一猴科的灵长类中分离出来的 SIV 非常接近。

这种灵长类动物，作为当地人的食用肉被杀害，数量锐减。现在被指定为濒危物种。野生白枕白眉猴的 20％—30％ 是自然感染的，它们却不会发病。

感染原因是黑猩猩狩猎？

新墨西哥州的洛斯阿拉莫斯国家实验室的研究小组通过超级计算机分析了艾滋病病毒的基因信息变化的速度，得出结论是：在 1910 年到 1950 年，黑猩猩的 SIV 突然发生变异，变成了人类的 HIV-1 型。这个病毒和黑猩猩共存着，是突然变异而提高了感染人类的可能性。另外，HIV-2 型在 1940 年前后在几内亚比绍出现。

可以想象，这种感染可能是在自古以来居民中进行的黑猩猩狩猎时发生的。在西非、中非，甚至现在一般也吃黑猩猩等灵长类动物的肉。笔者在刚果（金）的热带森林调查的时候，经常看到有人把熏制的猴子像柴一样堆在路边卖。因此，这一带成为艾滋病流行的中心并不奇怪。

"猎人假说"是指，在杀死、解体或烹饪黑猩猩时，在与血液中的 SIV

接触过程中,病毒突然变异而感染了人类。但是,谜团还有很多。人类从很久以前就一直在吃灵长类动物(第三章)。为什么到了20世纪,HIV突然改变了宿主?

为什么会引起感染暴发呢?

在这么短的时间内暴发性地流行扩散起来的理由,就在于人类创造出了病毒感染并传播的绝好环境。整理一下的话,有以下这些——

1. "黑暗之心"假说

在中非丛林中生存的HIV,最初是人口稀疏的边疆地域潜在的地方性风土病。

加利福尼亚大学的阿汤·蒂尼克斯教授等人类学者提出了西中非的法国殖民地农场成为当时艾滋病温床的说法。因为约瑟夫·康拉德的著作《黑暗之心》描绘了19世纪后半期刚果的惨状,仿照其书,这一说法被称为"黑暗之心"假说。

在农场里,当地住民作为奴隶在恶劣条件下劳动。为了节约经费给他们吃野生动物的肉,也让性工作者自由出入。

从1960年前后开始不断独立的非洲各国迎来了人口激增的时期。独立后不久,非洲进入了政治混乱的时代,政变不断发生,有一半的国家诞生了军事政权。严重的干旱加剧了经济混乱,传统的农村社会在各地崩溃。

结果,寻求工作和收入的人们大量流入了城市。城市的贫民窟因外出打工的年轻人和贫困阶层人群而拥挤膨胀起来。作为性工作者的女性也迅速地聚集到了一起。可以想象,在这样的情况下,HIV被带入城市,城市成为了病毒的培养皿。

2. 横跨大陆的高速公路

20世纪70年代末,横跨非洲的高速公路完工,从印度洋沿岸的肯尼亚的蒙巴萨到大西洋沿岸的刚果的黑角,贯穿了大陆中央地带的东西两侧。干线道路扮演了向非洲大陆各地传播病毒的决定性的"感染道路"的角色。

沿线和国境线上的城镇里总是有性工作者聚集的场所,在那里和女性接触的长途卡车司机成为了病毒的运送商,像卸货一样地传播病毒。她们成为了新的媒介,进一步加速了感染扩散。

笔者曾经访问过赞比亚和津巴布韦边境的城镇。这里货物通关需要几天的时间,隔着国境建起了一个城镇,聚集了数百名司机和性工作者。从 12 岁左右开始作为性工作者而工作的少女也很多。笔者曾问过其中一人,她回答说:"使用避孕套的话只能得到 5 美元,但是不戴套的话能得到 20 美元。所以为了养家糊口而只能不使用避孕套。"

3. 性行为的变化

以 20 世纪 70 年代石油危机引发的经济危机为契机,非洲各地内战和政变愈演愈烈,各国的派遣军或雇佣兵等军人,以及援助或技术合作的相关人员也大量地涌向非洲。他们被当地的女性感染,将病毒带回了本国。

在发达地区,20 世纪 70 年代的"性开放"使得色情解禁,性产业也变得繁荣起来。婚外性行为和自由性行为盛行,同性恋在社会上得到认可。这些变化为病毒的传播提供了绝佳的环境。在贫困阶层不断扩大的发展中国家,靠卖淫维持生计的人也急剧增加。

4. 注射针感染

随着对发展中国家的医疗援助的推进,注射器成为了身边普通的东西。但是,由于注射器和注射针头长期不足,使用过的注射器在未消毒的情况下被再次利用。发达国家援助的一次性塑料注射器,因为加热杀菌会使其变形,所以很多不能消毒。

据世界卫生组织称,1986 年 1 月到 1987 年 3 月在刚果进行疫苗集体接种时,有 16.5 万名居民分成五个小组接受了接种。其中一个小组,因为只有七根针和四个注射器，所以数千人使用了同一个注射器。

5. 实验动物说

20 世纪 50 年代以后，由于小儿麻痹症等的流行，大量的疫苗制造成为当务之急。另外为了开发新药，欧美制药公司和研究机构竞相进口了实验用灵长类动物（终章）。结果，发生了像马尔堡出血热（绿猴病）那样的危险的病毒性疾病。

6. 阴谋论

艾滋病的暴发性流行是超越常识的导致激烈反应的事件。这就导致阴谋论诞生。在非洲，有很多人相信 HIV 是美国中央情报局（CIA）通过基因编辑制造的歼灭黑人的细菌武器。获得诺贝尔和平奖的肯尼亚环保主义者旺加里·马塔伊和南非前总统姆贝基也在公开场合主张阴谋论。

其中，曾任世界卫生组织职员的英国记者爱德华·胡珀在 1999 年的著作《河》（*The River：A Journey to the Source of HIV and AIDS*）中提到的人体实验说引起了全世界的轰动。

美国在 20 世纪 50 年代，同时进行了三种小儿麻痹症疫苗的开发。其中之一是由黑猩猩的肾脏组织培养出的小儿麻痹病毒。但是，因为组织被猴子的 SIV 污染，病毒混入了疫苗。

据说 1957—1960 年在比属刚果，以约 900 万个孩子为对象进行实验性接种时，SIV 变异成 HIV 并使他们感染了艾滋病。围绕着这个传说的真伪，不仅科学家之间，连媒体和艾滋病支援团体也卷入了激烈的论战。但是，在之后的验证中没有发现以疫苗为原因的证据，现在，这个传说基本上被否定了。

多种多样的 HIV 家族

近几年的研究表明，HIV-1 的原型，黑猩猩的 SIV 是由白颈白眉猴和大白鼻长尾猴这两种猴子的 SIV 通过基因重组而产生的。

原本只有一种类型的 HIV-1 在反复变异感染的过程中，分化成了"M""N""O""P"四种类型。"M 型"是主流，是世界上最流行的类型。"O 型"和"N 型"在喀麦隆等西非地区局部流行。"P 型"是 2009 年在法国居住的喀麦隆女性身上发现的，最初来自大猩猩。

"M 型"还被分类为从 A 亚型到 K 亚型的 11 种亚型。令人棘手的是，在亚型之间发生了基因重组，出现了新的变异病毒"重组型流行亚型"，并且被进一步细分。

"M 型"的 A 亚型和 D 亚型适应了阴道内的环境，可以有效感染阴道内大量的朗格汉斯细胞，并可通过异性间的性交行为传播。特别是在沿着横跨非洲高速公路流行的艾滋病病毒中，这种类型占绝大多数。

B 亚型又名"欧美亚型"，多发于南北美洲大陆、加勒比海、欧洲、日本、泰国、澳大利亚。日本 90% 以上都是这个亚型。药害艾滋感染（使用被污染的血液制剂而造成的感染——译者注）也几乎都是这个亚型。与肛门黏膜细胞亲和性很高，原本就是适应了通过肛门性交行为传播的病毒。

但是，在欧美和日本，因为药物可以抑制 HIV，所以这种 B 亚型所持有的特技无法发挥，之后它开始适应通过异性间的性行为感染。但是，在中南美，为了避孕，男女间的肛门性交行为变得越来越多，所以 B 亚型感染出现了凶猛的威势。

C 亚型在南非、中国、印度、尼泊尔流行。最初在埃塞俄比亚和索马里发现。现在是感染气势最凶猛的类型，异性间的性传播正在扩大。

E 亚型在中非和泰国，F 亚型在巴西和罗马尼亚，G 亚型在加蓬和俄罗斯……像这样，有着不可思议的跨越相隔地区的传播。也就是说，存在一个连接非洲与各个国家的"运货商"。

非洲有以上所有的"型"和"亚型"。这也符合"以原发地为中心积蓄更多变异"这一进化论的原理。

改变宿主的病毒是凶暴的

从各种例子可以明显看出，在侵入新宿主的阶段，病毒会变得非常具有攻击性。对非洲产的灵长类动物无害的SIV，对亚洲产的却有着致命的毒性，这就是其中一例。同样地，黑猩猩的SIV不会让黑猩猩自身发生艾滋病感染，但是变异成HIV-1型而感染人后就具有了强毒性。

像这样，病毒感染了和本来的宿主有近亲关系的另一种类的话，病毒就通常会变得凶恶。对于本来的宿主动物来说，相似的物种大多会围绕食物、栖息地等方面成为竞争对手。当这种动物进入生态系统的时候，如果病毒以凶恶化来排除入侵者，这是对本来的宿主有利的事情。从结果来看，也就是宿主操纵了病毒。

病毒变异的速度很快。因为人类等生物的遗传基因DNA是两根链条，所以无论哪一方在增殖时发生遗传信息的复制错误或受到损伤，那个损伤部位都会根据另一方的信息被修复，从而稳定地保存遗传信息。

然而，像HIV和流感病毒这样的RNA型病毒是一根链条，即使发生损伤也无法修复，很容易引起变异。换言之，其疫苗等也就很难研制。

不会感染HIV的具有抗性的人群

血友病患者缺乏遗传性凝固血液的因子。为了治疗血友病，需要用血液制造的血液制剂来补充凝血因子。但是，因为用献血和卖血制造的血液制剂的一部分中混入了HIV，所以全世界的血友病患者中的10％—15％都感染了"药害艾滋病"。

不可思议的是，有人用同样被污染的血液制剂治疗却没有感染。另外，很早以前人们就知道，在有着高风险性行为的同性恋者之中或性工作者之中，也存在着不患艾滋病的人。

不患艾滋病的人的比例因民族而异。在非洲、东亚、北美原住民中其比例非常低。但在西欧却高达8％—12％。其中，在北欧是18％，在俄罗斯是16％。根据至今为止的调查，世界上每300人中就有1人对HIV有抗性。

即使在过去的感染大流行中，也一定有人没有发病而幸存下来，他们是隐藏在生物多样性中的"神的私生子"。研究表明，具有这种抗性的人群，因其与免疫有关的蛋白质的遗传基因发生了变异，从而防止了HIV的侵入。

最具代表性的是美国洛克菲勒大学的亚伦·戴蒙德教授等人提倡的"钥匙孔理论"。HIV以人体免疫中枢的"T细胞"为攻击目标。其结果就是造成宿主免疫力低下，引起"机会性感染"。T细胞被CD4这种触觉似的蛋白质保护着。仅仅这样是不够的，还有名为CCR5的蛋白质也帮助CD4进行防御病毒。

然而，HIV却拿着"钥匙"，如果与CCR5的"钥匙孔"能对合上，就可打开门侵入。因为有HIV抗性的人缺少制作CCR5的遗传基因，所以即使HIV入侵也找不到钥匙孔。

或者，在攻击HIV的被称为"CD8阳性T细胞"的免疫细胞中，有HLA-B这种蛋白质的存在。对构成该蛋白质的氨基酸进行了测试后发现，具有特定氨基酸的人群对HIV具有很高的抗性。

也就是说，对于病毒方面反复突然变异而企图侵入新的宿主的行为，人类方面也以免疫系统基因的突变进化来对抗病毒。这样进化的成功者就成为具有病毒抗性的人。

带来HIV抗性的传染病

具有病毒抗性的人在欧洲人中居多，而在非洲人中极少这一现象，可以这样解释。这是因为在我们的祖先离开非洲扩散到世界之前，这个遗传基因并没有缺损，而是转移到欧洲后发生了基因变异。特别是在北欧出生的人中有很多具有病毒抗性的人，所以认为这种突然变异在北欧发生是比较妥当的。

但是，HIV 的出现最早也就是在 100 年前。根据遗传学，如果某个突然变异对"物竞天择"起不到有利作用的话，很难想象它会在短时间内以这样快的速度在人群内扩散。

过去在受到某种选择压力的时候，这种变异很有可能是有利的。关于"过去的选择压力"，医学家和历史学家合作调查后，认为有力的候选者是天花和鼠疫。

天花病毒也和 HIV 一样，是从 CCR5 的"钥匙孔"侵入。某些人群有可能在过去几次大流行的时候因为基因突然变异使这个"钥匙孔"出现缺陷而存活下来。也许他们就是"神的私生子"的祖先。

另外，把 14 世纪鼠疫流行的程度和具有 HIV 抗性的人群的分布进行结合比较，发现鼠疫流行程度越激烈的地区，具有病毒抗性的人的比例也越高。也有研究人员认为鼠疫也导致了基因突变。

应用这个抗 HIV 的人群形成的原理，包括日本的制药公司在内，世界各国都在开发抗艾滋病药物。如果妨碍 CCR5 的工作，或者改变其形式，堵住 HIV 潜入的"钥匙孔"，就可以预防艾滋病。

美国乔治梅森大学的雷蒙德·威恩斯教授等人在学会杂志上发表了"艾滋病的流行和消灭天花后，不再接种天花疫苗也许有关系"的假说。随着国际合作疫苗的普及，进入 20 世纪 70 年代，天花患者骤减了。

也就是说，因为天花疫苗，HIV-1 型的发病被相当程度地抑制了。由于患者骤减，接受疫苗的人变少了。在 1980 年的消灭天花宣言发表的同时，疫苗也被废止了。这样，就使得 HIV 得到释放。

据说从接种了天花疫苗的人和未接种的人身上分别提取 10 人份的细胞培养并使之感染 HIV 的试验，证实了这个假说，只有未接种人群的细胞才会感染 HIV。当然，也有必要提一下，对这个实验也存在很多异议。

艾滋病的现状

根据联合国艾滋病联合规划署（UNAIDS）的报告，从流行开始到2012 年年末，累计 HIV 感染者有 7 500 万人，累计死亡人数约 3 600 万人。2012 年一年间新增 HIV 感染者 230 万人，艾滋病相关死亡人数160 万人（图 26）。感染者和发病者占世界人口的 0.8％（在日本其比例为0.1％）。

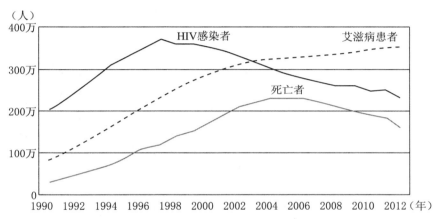

图 26　HIV 病毒/艾滋病的推移（1990—2012 年）
［来源：美国艾滋病（USAIDS）的 2012 年年报］

近年来，治疗药物和治疗方法的进步非常显著。在大多数发达国家，从 20 世纪 90 年代后半期开始，感染者和发病者的人数开始减少。与流行高峰的 2001 年和 2012 年相比，新感染 HIV 的人数减少了 33％，艾滋病相关死亡人数减少了 30％，新感染儿童的数量减少了 52％。

在发达地区中，只有日本的艾滋病患者不断增加。2012 年新报告的HIV 感染者有 1 002 人（男性 954 人，女性 48 人）。以 2008 年的 1 126 人为顶峰，2007 年以后，一年大概有 1 000 人左右。同样地，艾滋病发病者有 447 人（男性 418 人，女性 29 人），过去报告数也是三位数的水平。男性同性恋者约占 70％，全体的三分之一是未满 30 岁的年轻人。

累计报告数（药害艾滋病除外）在 2012 年首次超过了 2 万人（图 27）。1985 年至 2012 年的累计，HIV 感染者为 14 706 人，艾滋病发病者为 6 719 人。除此之外，截至 2012 年 5 月 31 日，药害艾滋病人数累计报告 1 439 人（其中死亡 682 人）。如果这样持续增加的话，预计 5 年后感染者总数将达到 5 万人。

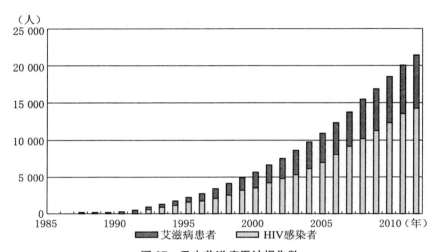

图 27　日本艾滋病累计报告数
（来源：据日本国立传染病研究所网站作成）

在这个背景下，对 HIV/艾滋病的警戒心也淡薄了。证据就是 HIV 的检查次数停滞不前。2008 年曾达到 17.7 万次，之后仅仅徘徊在年均 13 万次左右。

今后的问题

在发达地区，高死亡率的 20—49 岁的感染者的平均存活年限与健康的人几乎没有差异。但是，90％的感染者集中在发展中国家。因为是贫困地区，所以没有适当的保健医疗机会，特别是儿童和女性等社会弱势群体感染的风险很高。艾滋病不仅威胁到人们的健康，还助长了对发病者、感染者及其家属的偏见和歧视，在人权保护方面也成为了严重的问题。

荷兰热带医学研究所的艾丽克·阿茨博士发现，与 20 世纪 80 年代初的流行初期相比，21 世纪头十年，HIV 的致病性变低，对药物的敏感性增加，并逐渐在弱化。这样下去的话，有可能在 50 至 60 年后变成无害的类型。

这从生物进化论也能加以说明。病原体感染宿主动物后，经过长时间的共同进化，最终不会对宿主造成重大疾病，而是形成共存状态。在致病性很强的情况下，有杀死宿主并同归于尽的危险性，而和平共处对双方来说都是有利的。

过去也有致命的病毒和细菌像这样放弃凶猛的攻击，和宿主的免疫系统妥协共存。梅毒在 15 世纪末进入欧洲的时候，传染性很强，在短时间内死亡的人也很多，但是 100 年后症状减轻，死亡率急剧下降。志贺氏痢疾杆菌也随着下水道的完善等对策的推进，被毒性较弱的菌型所取代。

如果按照理查德·道金斯提倡的"自私的基因"的观点，对于病毒来说，最有利的寄生方式是不消灭宿主（基因的承载工具），以便能永远让自己复制而延续下去。

因艾滋病而死的名人

看着因艾滋病而死亡的名人的长名单，特别是电影演员、音乐家、设计师等艺术家和戏剧相关名人的名字引人注目。这和这些行业同性恋者多的现象可能并非无关吧。这里介绍一下即使在日本也家喻户晓的人。

最令人震惊的应该是好莱坞大明星洛克·哈德森吧。其代表作有《巨人》《战地春梦》等多部作品，作为理想的美国男性形象受到喜爱。1984 年在电影拍摄中异常消瘦，脖子也肿了，被诊断为艾滋病。第二年公开消息，其后两个月就去世了。

曾出演话剧并担任编剧的美国演员安东尼·帕金斯也因艾滋病而死

亡。出演的作品有《惊魂记》《海滨》等。他与女演员贝里·贝伦森结婚，她因搭乘了"9·11"恐怖袭击事件中撞向世界贸易中心大楼的飞机而死亡。

苏联出生的芭蕾舞演员鲁道夫·努列耶夫在54岁时因艾滋病并发症，在海外公演的途中逝世。他在英国皇家芭蕾舞团中与玛格·冯汀搭档了近20年。

获得普利策奖的音乐剧《歌舞线上》的剧作家尼古拉斯·但丁也是艾滋病的牺牲者之一。在这个音乐剧中，也有同性恋的登场人物承认自己患有艾滋病的场面。

美国职业网球选手亚瑟·阿什作为黑人网球选手的先锋开拓者而活跃在网球界，但因艾滋病于49岁时去世。为了表彰他的功绩，全美公开赛的会场被命名为"亚瑟·阿什体育场"。

1991年，篮球界的超级明星、NBA的"魔术师"约翰逊因感染HIV而突然宣布退役。他被发现通过异性而被传染，给全美带来了巨大的冲击。他采用抗病毒药的鸡尾酒疗法奏效而存活，退役后作为实业家，活跃在电影电视演出等领域。

出生于苏俄的美国作家艾萨克·阿西莫夫，在1983年接受心脏搭桥手术时，因输血感染HIV而死亡。他有很多关于科学、语言、历史等的著作，特别是科幻、科学启蒙书、推理小说，都很有名。

在日本，即使患上了艾滋病也很少有人公开表明，即使在网络上成为话题也没有确凿的证据。

参议院议员川田龙平，因为用于治疗血友病的血液制剂被HIV污染，所以感染HIV并发病。之后，成为东京HIV诉讼（药害艾滋病感染案件）的原告之一。2007年当选参议院议员，主要致力于药害、医疗、人权等问题。

第三部分

日本列岛历史与传染病现状

第十章　忽视麻疹的落后国家日本

日本是麻疹的出口国？

最近很少听到"麻疹一样的东西"这样的惯用句，以前经常用于表达"像恋爱病一样因为年轻而总会沉迷（患上）一次"的意思。就像这样，麻疹常易被轻视，却是可怕的传染病。

自以为卫生状况和医疗水平都是世界一流的日本，事实上麻疹疫苗的接种率很低，被国际贴上了"落后国家"的标签。厚生劳动省的研究小组于 2011 年 9 月发表了"国内的麻疹基本被消灭"的见解，但这是比其他发达地区晚了十年以上的消灭宣言。

有这样一个事件导致了日本受到非难，说日本旅行者在扩大麻疹的流行。2007 年 6 月，在毕业旅行中访问了加拿大的东京都的高中生和教师 133 人中，有一名学生患上了麻疹，住进了温哥华的医院。剩下的人应该是旅行日程结束后回国的，但是在出境检查中发现一个人有低烧，检查发现不具麻疹免疫的学生有 31 人，结果都被拒绝登机而止住了脚步。

加拿大自此事发生的十年前国内有 247 名学生集体发病以来，致力于疫苗接种，并于 2000 年发表了消灭宣言。这名日本高中生的事件在加拿大被大肆报道，市民们纷纷表示抗议说："好不容易辛苦努力抑制住了麻疹。要坚决制止从国外带入的行为。"

以此事件为契机，日本外务省急忙向未满 30 岁且没有麻疹免疫的计划出国者发出了推荐接种疫苗的特别出国信息。然而，据世界卫生组织称，除加拿大以外，仅在 2007 年中，日本就"出口"了麻疹到美国、澳大利亚等国和中国台湾等地区。

美国疾病控制和预防中心于 2008 年 2 月宣布，日本少年将麻疹带入美国，引发了三次感染。一名参加在美国宾夕法尼亚州举行的少年棒球联盟世界系列赛的日本队少年（12 岁），在当地被诊断为麻疹而被隔离。这就是事情的开端。

此后，二次感染一个接一个地暴露出来了。在前往会场途中，在飞机上坐在少年座位前面的女性、在机场工作的男性、观看比赛的少年和商务人员被传染，进而两周后飞速传播到得克萨斯，13 名男大学生被三次传染。在短短的时间里，三州共有 28 人感染，让人们再次感受到了麻疹病毒的强大传染性。

美国疾病控制和预防中心之所以将一连串的麻疹感染归因于日本男孩，是因为这次引起感染的病毒与日本流行的麻疹病毒的遗传基因类型一致。在美国，疫苗接种率也超过了 95％，正因为在 2000 年发表了根除麻疹的宣言，所以这次流行引起了惊恐。

同年 7 月在北海道洞爷湖町召开的 G8 八国集团首脑会议（洞爷湖峰会）上，事务局的主页上登载了这样的特别注意信息："为了不从日本带回麻疹，请确认是否接种了疫苗。还没有接种的人请打了疫苗后再来吧。"

危机意识低下的日本

虽然正式名称是麻疹，读作"Mashin"，但是在日本，一般会把它读作"Hashika"。据说"Hashika"的语源来自西日本方言的"Hashikai"（痛痒）一词。"麻疹"是从中国传来的词语，因为出疹的形状和麻子相似。

以前有这样的说法："天花是要脸的，麻疹是要命的。"即是说，"一旦得天花的话脸上会留下麻子，如果得了麻疹的话会关乎生命"的意思。谁都会感染一次麻疹，而且死亡率很高，所以令人害怕。从世界范围来看，麻疹和肺炎、腹泻性疾病、疟疾等，都是未满五岁儿童死亡的几大主要的原因。

麻疹病毒传染性强，通过咳嗽和打喷嚏造成的飞沫或者接触也会传播。经过 10 到 12 天的潜伏期，会出现高烧、咳嗽、流鼻涕、全身性的出疹。38 ℃以上的发热持续几天，这个时期传染性最强。疹子从脸上扩散到身体和手脚，几天后，留下色素沉淀而开始恢复。

虽然感染集中在 1 至 2 岁的孩子中间，但是近年来由于儿童时期没有打预防针，所以到了 10 多岁或成人后才发病的情况在增加。每 10 名感染者中就有 1 名引起中耳炎，每 20 名中就有 1 名患肺炎，每 1 000 名中就有 1 名患脑炎。每 1 000 人中有 1 至 2 人死亡。

日本厚生劳动省于 2013 年 2 月发表的"麻疹疫苗接种调查"显示，虽然接种率（接种者占人口的比例）整体上升到了 95.3%，但相当于中学一年级学生年龄的接种率只有 88.1%，相当于高中三年级学生的年龄的话只有 81.4%。而且，在 2008 至 2011 年的四年间，未在定期接种期间接种的人合计也有 225 万人。

麻疹的患者，按年龄段来看，1 岁（24%）和 6—11 个月（13%）的患者较多，2 岁以下的患者占 49%。由于营养的改善和对症治疗法的发达，死亡率较低，日本和遏制了麻疹的其他发达国家一样在 0.1% 左右。这反而导致了日本危机意识的低下。

危机意识的低下，在 2007—2008 年出现 11 013 名感染者的大流行中，才被人们意识到。这次流行的特征是发病者集中在 10 至 29 岁这样比较高的年龄层。与孩子相比，年轻人的行动半径更大，以南关东为中心的地区性流行扩散到全国，甚至蔓延到了国外。因此，73 所高中、4 所高专、8 所短大、83 所大学停课,高中生以上的发病者也有 1 657 名。

MMR 疫苗骚动

日本于 1966 年开始接种麻疹疫苗。之后,1978 年开始定期接种。从 1988 年 4 月开始,转换成三种混合的"MMR 疫苗"。这是以麻疹(measles)、腮腺炎(mumps)、风疹(rubella)的首字母而得名。

以 1—4 岁的婴幼儿为对象,一次就完成三种疫苗接种,非常方便。但是,疫苗接种开始不久,其副作用无菌性脑膜炎的发生在媒体上也被广泛报道。

在 1993 年 4 月厚生省决定中止 MMR 疫苗接种之前的四年间,确认有 1 682 名发病者。原因是腮腺炎疫苗使用的病毒没有被完全弱化。

因此,父母开始害怕孩子接种,以致 1979 年 4 月 2 日至 1987 年 10 月 1 日出生的 12 岁以上 16 岁未满的中学生的接种率大幅下降。结果,从这三种疫苗中除去了腮腺炎的疫苗,从而转换成了"MR 疫苗"。

1988 年,英国国内有论文指出三种混合疫苗的接种和自闭症之间有关系,以此为契机,引起了很多诉讼。在英国、美国、加拿大、澳大利亚、新西兰,接种人数锐减,相反,感染麻疹的孩子急剧增加。结果在 2010 年,英国政府的委员会进行了调查,否定了疫苗和自闭症的关联性。

尽管存在着各种各样的问题,但是自从日本在 1978 年开始定期接种疫苗以来,麻疹的发病数量急剧减少了。然而,在 2000 年至 2001 年,大量的麻疹患者出现,再次成为很大的社会问题。这是因为在"MMR 疫苗"中止后,接种疫苗的人数减少了的缘故。

据全国 3 000 多家医疗机构的儿科医生的报告,在 2000 年至 2001 年间,有 33 812 名发病者。由此推算,全国的患者数(来医院的人数)达到了 20 万至 30 万人。这个数字和其他发达地区相比是格外多,给国际社会带来了冲击。

如果一岁的孩子确实接受了疫苗接种，发病人数可以大幅度减少。儿科医生、医疗机构、托儿所、保健所、政府行政部门等以 2001 年的疫情为契机，开展了"过了一岁生日就接受疫苗接种"的宣传活动。结果，疫苗接种率稳步上升，发病量明显减少了。

从开始报告患者总数的 2008 年以来，从 2008 年的 11 015 人，急剧减少到 2009 年的 712 人，之后再减少到 2011 年的 443 人，2012 年的 293 人，2013 年的 282 人，就这样顺利地减少下来了。然而，在 2014 年，仅仅到 4 月 6 日为止，就出现了 253 名患者，总数又转为上升趋势。

世界的发病人数

2013 年 1 月，世界卫生组织发布消息称，2000—2012 年的 13 年间，全球麻疹的死亡人数减少了 71％。根据调查，2000 年的死亡人数约为 54.2 万人，到了 2012 年急剧减少到 12.2 万人。发病人数在同期也减少了一半。

在疫苗普及的 1980 年以前，每年约有 260 万人死亡。这些，无疑是人类的巨大进步。婴幼儿的疫苗接种率在 2000 年为 72％，而到了 2012 年上升到了 84％，这对发病人数减少有很大贡献。

可是，世界上每年仍有约 2 000 万人以上感染。死亡率在发达地区仅在 0.1％以下，而在发展中地区却高达 20％—30％，甚至高达 95％的死亡人数都集中在贫困国家。

在 2009—2010 年之间，很多国家都发生了暴发性感染。据报道，马拉维感染人数约为 1.9 万人，布基纳法索感染人数约为 5.4 万人，伊拉克感染人数约为 3 万人，保加利亚感染人数约为 2.2 万人，南非共和国感染人数约为 1.8 万人。

其中，越南是麻疹多发地区，在视觉障碍者约 60 万人中，麻疹的后遗症患者占多数。乌克兰的疫情也在持续，据报告，在 2012 年 1—5 月约有

9 200 名患者出现。在这里，也是因为受到担心疫苗副作用而反对接种的运动扩大的影响，接种率下降了。据说这也是感染暴发的原因之一。

2013 年到 2014 年，麻疹在亚洲再次流行。中国约有 2.7 万人感染，27 人死亡。此外，美国游客从菲律宾等地被感染后带回本国扩散了疫情，以致在美国时隔 20 年再次流行起来，全美的 20 个州出现了 585 名患者。

多种多样的病毒家族

麻疹病毒根据遗传基因的不同分化为 A—H 的 8 个群类，并且进一步在不同地域进化成了 23 个遗传基因的亚型。各个亚型也分配相应号码，根据群的字母和亚型号码的组合来分类。

2011 年以后，国际的监控系统确认出现了八种麻疹病毒："B2""B3""D4""D8""D9""D11""G3""H1"。在这之外，1990 年以后发现了另外 11 种。麻疹病毒在和人的长期相处的关系中，出现了非常复杂的演化。

这些遗传基因类型病毒在地域上的分布是不均匀的。例如，在日本几乎都是"D9 型"。因为在美国发病的参加少年棒球联盟的日本少年被检测出了这种类型的感染，所以当时判明是从日本带来的病毒。

在中国"H1 型"流行，在印度"D4 型""D7 型""D8 型"流行，在欧洲"D7 型""D8 型"流行，在非洲"B2 型""B3 型""C 型""D2 型""D3 型"和"D4 型"流行。但是，随着人的移动，在其他地区流行的亚型也会侵入不同的地区。

根据日本国立感染症研究所的数据，日本国内的流行在 2006—2008 年，从"D9 型"转为"D5 型"（曼谷型）占优势。并且，在 2009 年以后，代替这种类型的是从泰国传入的"D9 型"（在山形县发现），从印度传入的"D8 型"（在冲绳县发现）。2010 年又报告发现了来自中国的"H1 型"（在北海道和茨城县发现）、来自印度的"D4 型"（在北海道发现）、来自菲律宾的"D9 型"(在爱知县、三重县发现)等。

据报告,在 2012—2013 年,"D8 型"从在成田机场工作的一名女性开始扩散。在爱知县,没有出国经历的儿童被感染,而且岐阜县、山梨县也出现了感染者。这些病毒的基因序列都是一样的。具有与此相同的基因序列的"D8 型"感染,近年来在欧洲、美国、澳大利亚、中东、印度等世界各地区也有报告。随着人的移动,"D8 型"被认为已经在东半球广泛传播。

自然界的麻疹病毒

麻疹病毒是副粘病毒科的麻疹病毒属(Morbillivirus)的一员。这个病毒家族中,不仅感染人,而且也感染家畜和野生动物,从而引起大量死亡的致病性的病毒种类很多。

麻疹病毒的宿主不仅有狗、狐狸、貉等犬科动物,还有雪貂、美洲水鼬等黄鼠狼的近亲,浣熊、熊猫、小熊猫,还有海狮、海豹、海狗等海兽类,甚至还有狮子、老虎、豹等大型猫科动物,在自然界中分布也极为广泛。

以前,"麻疹病毒""犬瘟病毒""牛瘟病毒"都是麻疹病毒属的主要成员。近年来,还增加了感染鸡等鸟类的"新城病病毒",以及在澳大利亚发现的、从马感染了人的"亨德拉病毒"(马科麻疹病毒)等。

1987 年,在俄罗斯的贝加尔湖生活的淡水产白鲸海豹的约一万具尸体被发现,并检测出"海豹麻疹病毒"。1988 年,从欧洲北部的北海到波罗的海一带,海豹被大范围地感染,约 1.8 万头海豹尸体漂流到了沿岸。

另外,在 1987 到 1988 年,从美国新泽西州到佛罗里达州的大西洋沿岸漂浮了 700 多只宽吻海豚的尸体。相当于游历该沿岸地区的宽吻海豚的半数。1990—1993 年,地中海沿岸约有超过 1 000 只的斑纹海豚大量死亡。作为原因的这些病毒被称为"海豚麻疹病毒"。

来自牛传染病的变异

在麻疹病毒属中，最接近麻疹病毒遗传基因序列的是牛传染病的牛瘟病毒。它被认为在基因变异后变成了感染人的麻疹病毒。

牛在公元前 8000 年左右，在印度、中东、撒哈拉以南非洲由野生原牛驯养而来。这个地区的遗传基因类型的多样性也证实了这一点。从那之后，对人类来说，牛是最重要的家畜，提供食肉、牛奶、毛皮、角等食品和日用品的材料，并且作为耕种和搬运的家畜被饲养。

到目前为止，从驯养家畜的历史来看，牛瘟病毒变异后出现麻疹病毒大概是在 5 000 年前。从确确实实被认为是麻疹症状的古代记录来看，也有研究者认为是在 7 世纪左右。

日本东北大学研究生院医学研究科的古濑祐气教授等人认为，比较遗传基因后可知，病毒在 11—12 世纪时演化出两种分支。

如果没有 25 万至 30 万人口群居的话，麻疹病毒就无法在那个人群中扎根寄生。似乎应该是病毒从牛传染到人却只造成单发的疫情而结束。到一定规模的人口集团发展起来的 11 至 12 世纪以后，其病毒终于可以在人群中根深蒂固地寄生下来了。可是，如果遵从这个说法，如何解释在那之前也有被认为是群发性麻疹疫情的现象，就不得不重新探讨。

麻疹的世界史

被认为是麻疹的记录可以追溯到 7 世纪。在 10 世纪左右，各处的孩子们都得这种病。第一次报告麻疹的波斯哲学家兼医生伊本·撒迦利亚·拉塞斯（860—932 年）认为，这不是传染病，而是和乳牙脱落一样，是孩子所要经历的自然现象。

到了 14 世纪，中国明代出版的医学书《古今医鉴》中，出现了对所谓麻疹病的记载。

哥伦布一行把麻疹和天花一起带到了新大陆。给完全没有免疫力的原住民带来了毁灭性的影响。在古巴，有三分之二的原住民因西班牙人带来的麻疹而死亡。两年后，洪都拉斯发生了导致人口减半的大流行，并扩散到墨西哥及其他中美洲地区（第三章）。

在美国，从17世纪后半期到18世纪，东海岸每隔两三年就会发生一次疫情，导致很多人死亡。1912年发生了最初的大流行，死亡人数达1.2万人。

1757年苏格兰医生发现患者的血液也会传播麻疹。那以后也反复发生局部性的流行。在冰岛、格陵兰、阿拉斯加等高纬度地带，以及夏威夷、萨摩亚、费罗群岛、澳大利亚、新西兰等太平洋地区的所谓"处女地"，也造成了90%以上住民感染这样的严重事态。

19世纪50年代，因麻疹肆虐，夏威夷人口的20%死亡，1875年斐济人口的30%死亡，19世纪印度洋安达曼群岛的人口几乎全部灭绝。

战乱扩散导致的麻疹流行

战乱伴随着麻疹的流行。在那以后，在第一次和第二次世界大战、海湾战争、刚果内战、索马里内战这些战争中，麻疹也都流行过。根据历史学家威廉·麦克尼尔的《瘟疫与人》一书记载，在过去的150年里，麻疹夺去了2亿以上人的生命。

1954年，美国哈佛大学分离出病毒，1963年美国首次认可了麻疹疫苗，从此麻疹的历史完全改变了。在此之前，美国国内每二至三年出现一次麻疹疫情，每次都有300万至400万人发病，有约500人死亡。由于疫苗的普及，发病者锐减了99%。

但是，在1985年到1988年，打了疫苗的孩子中，麻疹发病者增加了。1989—1990年有55 600人感染，123人死亡，其中90%是未满五岁的孩子。后来知道仅仅一次接种的话效果会很低，所以5岁到19岁的人打两次针就成为标准。

世界卫生组织提出了全世界根除麻疹的目标。在南北美洲大陆,从2000年开始,国内起源的麻疹发病人数已经为零。日本所属的世界卫生组织西太平洋区域办事处,制定了2012年根除麻疹的目标,但由于日本和中国这样的人口大国的存在,其目标没有达成。在地中海沿岸地区、欧亚大陆,也提出了到2010年发病人数为零的目标,但由于购买疫苗所需资金不足等原因其目标也未能达成。

日本麻疹的历史

因为麻疹作为总要染上一次的传染病而令人恐惧,所以各地流传着很多关于麻疹的记录、传说和民间信仰。一般认为,平安时代以后,文献中记载的叫作"红斑疮""红疮"的瘟疫就是今天的麻疹。日本保存下来的记录中记载的麻疹的最早流行,是发生在长德四年(公元998年),在平安时代历史小说《荣花物语》中的"岭之月"一章中出现。

有这样的描述。"今年,在例行的裳疮中,长出了细小的红疮……""裳疮"是指疱疮,即天花的意思,"红疮"是指"红疱疮",也就是麻疹。传染病的流行给平安京直接打击,贵族也有多人死亡,政治陷入混乱。

那时日本国内正值藤原道长(966—1028年)的鼎盛期。其三个女儿分别嫁给三任天皇,道长本人作为摄政掌握了权力。但是,他所溺爱的小女儿嬉子(后来的冷泉天皇的母亲)因麻疹去世。因为这个原因,藤原与天皇家的关系开始淡薄,变得容易出现问题,而渐渐失去了权力。

从平安时代到镰仓时代,以传染病的流行为首,大地震、火山喷发、大火灾、饥荒、战乱等灾害频发。当时作为灾害对策,只能改变元号(年号)。这被称为"灾异改元"。

历史上曾有过102次灾异改元,其中七次集中在平安和镰仓时代。这个改元的详细理由是,天花有12次流行,麻疹有七次流行。可以看出这两种传染病在当时是多么恐怖。

例如，建长八年（1256 年），10 月 5 日改元为康元元年。因为到了秋天，从京都传入的麻疹在镰仓出现大流行。继后深草天皇和宗尊亲王之后，掌权的北条时赖、北条实时的妻子、北条长时的儿子等相继感染，时赖的女儿、将军藤原赖嗣、问注所执事三善康连等人死亡。北条时赖也身患重症，后来虽然痊愈，但也借机让权给北条长时而出家修行了。

将军德川纲吉的临终

即使进入江户时代，麻疹也每隔 25—30 年就会流行一次。只根据文献记载，仅在江户时代就曾有过 13 次大流行。对于江户的老百姓来说，天花、麻疹、水痘被称为"瘟疫三大病"，最大的愿望就是安然地结束这三种疾病。

特别是天花和麻疹的死亡率很高，每次流行都会有很多人失去生命。其中，享和三年（1803 年）的流行规模很大。前一年朝鲜半岛发生疫情，后经过对马海峡登陆长门，并扩散到西日本。

文久二年（1862 年）6—7 月的大流行，据奉行所统计的各寺社报告，仅在江户就有 24 万人死亡。在单次麻疹流行的死亡人数中，这次被认为是史上最多的。《武江年表》（武藏国江户的年表）中记载了这种情况，"不管良民贱民，不论男人女人，每家都有患此不治之症的人"。

因麻疹逝世的历史上最有名的人物，应该是发布了"生类怜悯令"的第五代将军德川纲吉吧。他因为是在城内深处长大的，所以在孩童时代就避开了麻疹的感染。宝永五年（1708 年）的冬天，在江户市中麻疹疫情非常严重。到了年末，江户城内也不断出现感染者。纲吉也因被认为患了麻疹并发症而很快去世了。享年六十四岁。

庆祝孩子成长的"七五三"节是在天和元年（1681 年），为纲吉的长子、馆林城主德川德松祈祷健康而开始的。各地有各种各样的活动。当时由于传染病和营养不足，婴幼儿死亡率很高，每年数着年龄，谁都不知道孩子能否活到七岁左右。"七五三"节也是能期望孩子健康成长时的庆贺仪式。

当时，从百姓家到将军家都笃信，把天花和麻疹患者身边所有用品，从衣服到被子都换成红色，可以驱除病魔。

在"内藤纪念药博物馆"（岐阜县各务原市）中，收藏着许多描写痊愈后的盛大祝贺场景的锦绘收藏品。这是 19 世纪初登场的"麻疹绘"。因为这些画上描绘的很多是大人，所以可以看出这并不是只有孩子才得的病。

第十一章　阻止不了风疹流行的日本

再流行直击怀孕一代

孕妇在日常生活中患上的传染病当中，最可怕的恐怕是风疹吧。如果在妊娠第四周之前感染的话，出生的婴儿半数会患先天性风疹综合征（以下简称CRS），会导致胎儿死亡而流产，或出生的婴儿耳朵和眼睛有先天性障碍的危险性很高。

从2012年开始的风疹再流行直接打击了孕妇、产妇，因此新生儿中CRS的病例剧增。2013年，向国立感染症研究所报告的人数达到了35人

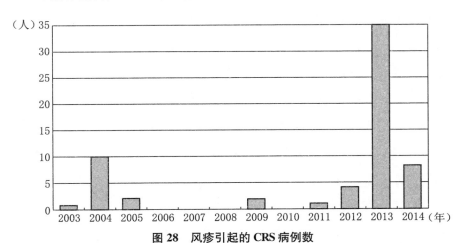

图28　风疹引起的CRS病例数
（来源：根据日本国立感染症研究所的公告资料作成）

（图28）。这是有统计记录的 1999 年以来最多的一年，与在此之前最多的 2004 年的 10 个人相比，增加了 2.5 倍。

除胎儿以外风疹感染后的症状也比较轻。从轻微的感冒症状开始，发烧也不怎么高。有全身出现红疹，淋巴结肿大，关节痛，关节炎等症状。症状出现的时间短，大约是三日，以前曾被称为"三日麻疹"。出疹前后一周左右，病毒可能释放和传染他人。

日本国内的风疹患者在 2004 年据估计达到了 4 万人，之后持续减少，降到了一年内只有数百人的程度。然而，2011 年在亚洲暴发了风疹流行，一些日本男性在国外感染后将病毒带回到工作单位导致感染病例增加，2012 年患者总数又急剧增加到约 2 400 人。

进而，到了 2013 年，患者增加到约 1.4 万人，是前一年的 6 倍。这是自 2008 年开始全国性统计以来的最高纪录。从首都圈和关西圈开始，也广泛传播到东海和九州等地区。这些风疹感染者中有 80% 是没有接受风疹预防接种的 20 岁到 40 岁的男性。

这一年，职业摔跤团体"诺亚"在比赛开始前，通过广播呼吁接种风疹疫苗。因为所属的 10 名选手中有 3 人因相继感染而缺席。强壮的职业摔跤手也战胜不了风疹。

日本是风疹流行最厉害的三个国家之一

日本的大流行在各国被广泛报道。美国疾病控制和预防中心于 2013 年 6 月发布了前往风疹持续流行的日本的旅行警告信息，并劝告没有接种疫苗或没有患过风疹的孕妇推迟去日本旅行，直到疫情消退为止。此类警告信息分为三个等级，按风险从低到高的顺序，是等级 1 到等级 3。这次警告为等级 2。

接着，加拿大卫生部也呼吁前往日本的旅客注意安全。无论哪一个劝告，都是给了日本和在公共卫生上存在问题的发展中地区同等的待遇。

这对于以观光立国为目标的日本来说是屈辱的。

世界卫生组织在 2014 年 2 月发表的每周报告中，提到了世界性风疹的流行，日本和波兰、罗马尼亚一起，被列为"风疹流行最厉害的三个国家"。

在 2011—2014 年世界上 84 个国家发表的感染报告中，除了这三个国家之外，感染人数超过 1 000 人的国家还有俄罗斯、乌克兰、印度尼西亚、南非、乌干达、中国等共计九个国家。关于 CRS 的发生数，继越南和赞比亚等之后，日本是第七位。日本成为发达国家中最严重的流行国。

在风疹大流行的影响下，日本厚生劳动省的专门委员会制定了 2014 年 1 月防止流行的方针。重点劝告没有免疫的成年男性进行预防接种，并设置了在东京奥运会开幕的 2020 年之前根除风疹的目标。

CRS 的影响

进入 20 世纪，被认为是风疹的传染病在美国每隔六到九年，在欧洲每三到五年流行一次。但是，很长一段时间里，风疹都和麻疹以及猩红热混为一谈。

1740 年，德国医生弗里德里希·霍夫曼首次查明了风疹是一种独立的疾病。1752 年和 1758 年，德国医生报告了流行，所以得名"德国麻疹"。1866 年在印度大流行的时候，英国皇家炮兵部队的军医亨利·比尔把它命名为"rubella"。这是拉丁语的"小红斑"的意思。

1941 年是风疹在奥地利大流行的第二年，陆军眼科医生诺曼·格雷格调查了 78 例先天性白内障患者，查明其中多达 68 例是因为母亲在妊娠中感染了风疹。

除此之外，由于心脏异常等多发的事实，诺曼·格雷格警告风疹可能会给胎儿带来残疾。一开始持否定态度的医学界，最终也接受了这一观点，从而风疹对孕妇的影响便广为人知。

没有抗体或抗体值低的女性如果在妊娠初期患风疹，在妊娠第四周之前感染的情况下，胎儿出现残疾的概率达到50％以上，第5至8周时31％，第9至12周时15％，第13至16周时8％，在第20周以后几乎没有影响。先天性异常有听觉方面的内耳性耳聋，眼睛的白内障和绿内障，心血管系统的心脏中膈缺损、肺动脉狭窄等。

20世纪60年代世界流行

1962年至1965年在欧洲开始的世界性风疹感染暴发也很快传播到了美国。1965年，美国共有1 250万人感染，其结果导致早产11 250例，妊娠流产2万例，新生儿死亡2 100人。

仅在纽约州，就有1％的新生儿出现了某些异常，患CRS的孩子在全美就超过了2万人。其中包括听力障碍1.2万人、视力障碍3 580人、精神障碍1 800人等。经济损失估计为1.5亿美元。

恰在此时，作为孕吐特效药而投入使用的沙利多迈被发现会引起胎儿先天异常，并进而成为很大的社会问题。祸不单行，这一时期对孕妇来说正是受难的时代。

在美国，随着风疹致残儿童的增加，围绕人工流产的是非的议论进入白热化阶段。当时，赞成和反对堕胎的两派对立十分激烈，以致反对派杀害了做过堕胎手术的医生，炸毁了诊疗所等，开展了过激的运动，甚至被称为"内战"。

但是，1973年1月，联邦最高法院判决堕胎合法。CRS的多发也推动了这个判决的通过。因为风疹病毒从没有普及疫苗接种的发展中地区侵入，所以在发达地区也反复出现突发性的流行。

在英国，1993年和1996年也发生了流行。据推测，感染从外国人移居者开始扩大。1967年在加拿大有4 000人，1998年在墨西哥有7 000人，1998至2001年在意大利也有2万人以上发病。

2013 年 1 月后，波兰报告存在时隔六年的大流行，出现 21 200 名风疹患者。到 2004 年波兰实施风疹疫苗二次接种之前，只对女孩进行了预防接种。这可能影响到本次流行。由于这次流行，欧盟（EU）2015 年之前根除风疹的目标是否能达成，令人担忧。

扩展到冲绳的 CRS

1964 年美军统治下的冲绳曾暴发风疹流行。据说病毒是跟随为了参加越南战争而从美国本土移动到冲绳的美军士兵们而来。这次风疹流行造成冲绳 1965 年出现了 408 名残疾儿童（占同年出生数的约 2%）。

因此，1969 年冲绳县各地的学校同时设置了风疹残疾儿童的班级。1978 年，各校的这个班级又分列出来，组建了"北城聋哑学校"作为听觉障碍儿童的专门学校，共有 140 人入学。之后，开设了由普通科和职业科组成的高中部。1984 年 3 月，全体学生毕业后，学校结束了其六年的短暂历史。

在日本，有报道说，风疹一旦流行，人工流产就会增加，一些孕妇被周围的人强行要求流产。也有专家推测，和患 CRS 的新生儿数量相比，数十倍多的胎儿被引产。这对于感染的孕妇来说，是一个沉重的决断。

镰仓时代就有的风疹

风疹自古以来就为人所知。例如，在镰仓时代编撰的历史书《吾妻镜》中就有记述说，宽元二年（1244 年）甚至连大纳言家和将军家也有"三日病"的患者接连出现。虽然也有可能是轻度的麻疹，但被认为基本上是风疹。之后的文献中也经常看到"三日病"的流行。

根据致力于发现名医遗作和文献的医生富士川游（1865—1940年）所著的《日本疾病史》（1912 年版），从永和四年（1378 年）到安永八年（1779 年）日本有过五次明显的风疹流行。

中岛阳一郎著的《疾病日本史》（2005 年版）指出，风疹和饥荒同时发生的事例很多。天授四年（1378 年），南北朝时代的公卿三条公忠在日记《御愚昧记》中写道："近日，天下三日病流行，无论贵贱都一个不剩地感染了。"

而且，从应永十五年（1408 年）到宽正四年（1463 年）期间也有流行，造成了"饿死者数千人，瘟死（病死）者不知其数"这样的悲惨事件。安永八年（1799 年）全国的疫病死亡人数达数十万人。

天保六年（1835 年），疫病死亡人数达到了 10 万人，有一种说法称，从第二年开始出现了造成约 100 万人饿死的"天保大饥荒"，指出当时风疹的症状比现在更加严重，农民长期衰弱对农活也有影响，使饥荒更加严重。这个时候，风疹被称为"三日麻疹"，以区别于麻疹。

在那之后，这个病在日本被称为"風疹"。语源来自在中文表示引起疾病的邪气的"風"和表示皮肤表面出现的小红斑和小脓包的"疹"。在中文里写作"风疹"。

明治以后，每五到九年从春天到初夏都会发生大规模的流行。近年，从 1964 年到 2004 年，日本反复出现了五次风疹流行。据说一旦人患过风疹会具有免疫力，就再也不会发病了，但是免疫力低下的人和因癌症治疗等导致免疫力下降的人有时也会复发。

风疹病毒的基因

风疹病毒属于披膜病毒科（Togaviridae）的风疹病毒属，被称为风疹病毒属的 RNA 病毒。"toga"是古代罗马人缠在身上的长布。因为这个病毒被厚厚的外层覆盖，所以被比作 toga。风疹病毒只在人类中流行，在自然界中，还没发现风疹病毒的近缘病毒。因此，还不知道风疹病毒的起源。

风疹病毒根据遗传基因的序列，大致分为"1 型"和"2 型"两组，然后再细分为 13 种亚型。因为根据流行的地域不同，这个"型"也不同，所以从对"型"的分析中也可以追踪流行的过程。现在，在世界范围内蔓延的是"I 型"，从遗传基因的变化来看，可以认为是在 20 世纪 40 年代开始流行的。

日本于 2004 年流行的风疹病毒的基因类型多为"1j"。这种类型只在日本和菲律宾发现。然而，在 2012 年流行时基因型调查的 150 个样本中，"2B"基因型最多，占 82％，其次是"1E"，占 17％。这种遗传基因型是在中国或越南流行的类型。这也说明从 2012 年开始的再流行是起源于亚洲。

风疹病毒世界性流行的原因，被认为是战争等造成的大量人群移动。第二次世界大战中的 1940 年，在奥地利发生了以军队为中心的大流行。在冲绳的流行也和越南战争有关。美国陆军指出，和麻疹、腮腺炎一起，风疹也都是会在移动中发生集团感染致使士兵处于危险状态的传染病。

"2 型"在亚洲和欧洲的较小范围内流行。大概是在 19 世纪中期扩散开的，有可能是把以前存在过的类型替换了。

围绕疫苗的混乱

在美国，1962 年风疹病毒分离成功，从这个毒株制作了弱毒性的疫苗。之后，疫苗普及。美国于 2004 年宣布消灭 CRS。然而，由于旅行者和移居者从海外带进了病毒，散发性的感染事件不断地发生。

滞后于欧美八年，1970 年，日本也以从患者分离的毒株为基础开发了弱毒性疫苗。当初，就接种对象展开了讨论。是采用男女全幼儿接种的美国方式，还是只给中学女生接种的英国方式？日本于 1977 年采用英国方式，集中对中学女生进行了接种。

这两种方式的优劣不久就见分晓了。在美国，风疹患者锐减，而且患 CRS 婴儿的出生率接近零，甚至宣布了根除。在日英方式中，由于男孩没有免疫能力，所以流行断断续续地发生。结果，不得不转换成美国方式，让所有幼儿都接种疫苗。

从 1989 年 4 月开始，在给出生后 12 个月到 72 个月的孩子定期接种麻疹疫苗时，可以选择麻疹、流行性腮腺炎和风疹三种混合的 MMR 疫苗。

由于给幼儿接种了疫苗，全国范围的流行消失了。但是，随着接受 MMR 疫苗接种的孩子的增加，由所含的腮腺炎疫苗毒株而引起的"无菌性脑膜炎"病例增加。由于父母们的不安的呼声高涨，四年后的 1993 年 4 月，日本中止了 MMR 疫苗的接种（第十章）。

根据厚生劳动省研究小组的报告（2007 年），出现发热、头痛、恶心等症状的无菌性脑膜炎，在每接种 2 282 人中就有 1 人发病。其他的调查中，也发现大约在 1 000—3 000 人中有 1 人发病。但是，出现严重后遗症的比例被认为是相当低的。

随着 1994 年预防接种法的修改，风疹疫苗接种在 1—7 岁半（12—90 个月龄）的所有小孩中实施。此后风疹的大流行消失，2010 年的患者数仅 87 人，CRS 的年发生数也降为零。

现在，孩子的疫苗接种变成了两次，效果提高了。但是在 1990 年 4 月 1 日前出生的人，因为小时候只接种过一次，所以还有着感染的潜在危险。专家呼吁"希望怀孕的女性一定要接受第二次疫苗接种"。

和其他发达国家在疫苗上的差距

不仅对风疹，而且对于"疫苗可以预防的传染病"（VPD）的预防方面，日本的国际评价在先进地区中处于最低水平。与其他发达地区在疫苗行政上的差距被称为"疫苗差距"。在美国，有一个统一处理疫苗行政的机构，即预防接种咨询委员会（ACIP）。在日本，却还没有。在发达地区中，目前还发生麻疹、水痘、腮腺炎、结核等疾病流行的，几乎只有日本。

2013 年 4 月，流感嗜血杆菌疫苗（Hib 疫苗）、肺炎球菌疫苗、人乳头瘤病毒疫苗这三种疫苗从任意接种变更为定期接种。2013 年年底，根据预防接种法，小儿水痘疫苗和老年人肺炎球菌疫苗也被增加为定期接种。

但是，三岁以上的水痘疫苗、腮腺炎疫苗、乙肝疫苗等，现在还是任意接种的疫苗，须自己付费。一般人接种的话，负担还是很大。世界卫生组织自 1992 年以来，一直推荐定期接种乙肝疫苗，已经在世界上约 180 个国家实施定期接种。

在日本，如果在妊娠中发现是乙肝病毒携带者的话，接种疫苗费用可以通过健康保险来负担。厚生劳动省推测，在日本大约有 110 万至 140 万人是乙肝病毒携带者。

世界卫生组织称，乙肝病毒携带者在世界上约有 2.4 亿人，每年约有 78 万人死亡。特别集中在撒哈拉以南非洲、中国、东南亚。乙肝疫苗可以起到 95％的预防作用。但是，没有开发 C 型肝炎疫苗。

预防接种的空白期

从 2006 年 4 月开始，排除了出现副作用问题的腮腺炎疫苗后，麻疹、风疹混合疫苗（MR）开始接种。这样在接种中止的期间，即 1979 年 4 月 2 日到 1987 年 10 月 1 日之间出生的一代来说，这段时间就成为没有接种风疹疫苗的空白时期。

作为补救措施，建议在这期间出生的 1 250 万人接受接种，但实际接受接种的仅有 490 万人，只占 40％。也就是说，估计 49 岁以下的日本人中大约有 7 600 万人没有风疹免疫。在这个年代的女性进入结婚生育期的 2000 年以后，由于妊娠时的风疹感染而引起的 CRS 的发生开始令人担忧。

根据 2011 年度的国家调查，20 多岁至 49 岁的男性中有 15％（20—29 岁的 8％，30—39 岁的 19％，40—49 岁的 17％）的人没有对风疹的抗

体。另外,20 多岁至 49 岁的女性中有 4％的人对风疹没有抗体,有 11％
的人抗体强度低,预防感染的效果很弱。

由于海外旅行所需接种的疫苗清单中也没有列入风疹疫苗,所以可
以认为,这些年龄段的人在海外感染风疹并带回到日本而引发国内流行
的情况也是存在的。这也有可能是导致 2012—2013 年的大流行的原因。

在 2006 年开始实施的现行制度下,一岁和小学入学前可以接受两次
个别接种,费用由公费负担。但是,在过去的制度下没有接受预防接种的
人,原则上要自己承担费用。从男性传染给女性的情况也很多,男性的接
种是当务之急。根据国立感染症研究所称,现在的风疹疫苗副作用少且
安全性高。

国立感染症研究所对 2013 年报告的患者的感染途径进行了调查。
结果表明,职场感染占了 31.6％,接着是家庭内感染 18.9％、学校 4.0％、
医疗机关 0.4％等。显然,风疹流行不是以孩子而是以大人为中心流行起
来的。

被拍成电影的风疹

作为患风疹的名人最先被提到的是原美国职业棒球大联盟选手寇蒂
斯·普莱德(Curtis John Pride)。从 1993 年的蒙特利尔博览会队到
2006 年最后从洛杉矶阿纳海姆天使队退役为止,他在波士顿红袜队和纽
约洋基队等八个队作为外场手活跃在赛场。

寇蒂斯·普莱德出生于马里兰州,小时候得了风疹,后遗症导致其听
力衰退。在他出生的 1968 年,风疹大流行的余波还在继续。美国最初导
入风疹疫苗是在那第二年。他运动才能全面,16 岁的时候,曾参加过
U-17 足球世界杯的第一届赛事(在中国举办),踢进过两个球。

户部良也所著《青春记录——赌上遥远的甲子园·听不见的球音的
16 人》(双叶社 1987 年版)是描写冲绳的"北城聋人学校"棒球队在

1983 年夏天的高中棒球冲绳县大会上出场的纪实文学作品。

这部作品由大泽丰导演拍摄成电影（1990 年, 图 29）, 并且由山本修制作成漫画作品, 还被改编成电视剧、话剧。描写主人公克服了因身体残疾而不被认可参赛等制度性障碍, 最终参加了冲绳县预选赛, 结果却是惨败的青春故事。

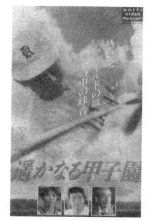

图 29　北城聋人学校棒球队
（来源：《遥远的甲子园》录像封面, 大映影像制作, 废盘）

以风疹为背景的小说中, 1962 年出版的阿加莎·克里斯蒂的推理小说《迟来的报复》(*The Mirror Crack'd from Side to Side/The Mirror Crack'd*) 很有名。顺便说一下, 这一年正是欧洲风疹大流行的一年。在以克里斯蒂的代表性角色——老小姐侦探马普尔小姐为主人公的作品中, 也有评价其为最高杰作的。

以马普尔小姐居住的安静小乡村为舞台, 在邀请搬来村里的美国著名女演员的聚会上, 出席聚会的当地女性被毒杀了。其实两人曾经见过面, 那时怀孕的女演员从她身上被传染了风疹, 生下的孩子成了重度残疾儿童。这个因缘隐藏在案件的背后。

第十二章　绳文人带来的成人 T 细胞白血病

偏颇分布的 HIV 的近缘兄弟

被称为"成人 T 细胞白血病"（ATL）的血液癌，多见于日本人中。这是成人后发病的一种白血病，是负责免疫的 T 细胞异常增多的疾病。其原因是被称为"人 T 细胞白血病病毒 1 型"（HTLV-1）的病毒。这里称之为"T 细胞白血病病毒"。

虽然不太为人所知，但是国内有超过 100 万的病毒携带者。其中发病的人极少，可是一旦生病，死亡率就会很高，所以是很可怕的疾病。

这种病毒的携带者，无论在日本国内还是在世界上都有着不可思议的非均匀分布。在其中，隐藏着人类走过的历史，也激起对日本人的起源论的争议。

在这个成人 T 细胞白血病的研究上，日本研究者领先世界。1973年，一位患有白血病的女性从九州来到京都大学医学部附属医院高月清医生那里接受检查。普通的白血病起因于淋巴球，而此患者的白血病细胞是来自 T 细胞。高月医生于 1977 年报告了"成人 T 细胞白血病"。

京都大学病毒研究所的日沼赖夫教授等人从这个白血病病例的培养细胞中发现了病毒。而且，癌研究会癌研究所的吉田光明博士揭示了其遗传基因的构造，命名为"人 T 细胞白血病病毒"（HTLV）。可是，没完全弄清楚病毒的真面目。

病毒被确认是在发现 HIV 三年前的 1980 年。争夺艾滋病毒最早发现者名义的美国国家卫生研究所的罗伯特·盖罗博士,从加勒比海的黑人身上分离出了这一病毒。

他当初把 HIV 命名为"T 细胞白血病病毒 3 型",也说明两者的共同点很多。无论哪种病毒都是属于 RNA 型逆转录病毒的"癌病毒"。多亏了 T 细胞白血病病毒的发现,艾滋病研究也得以加快了。

此外,长崎大学的日野茂男教授等人在 1984 年发现了感染途径,从感染病毒的母亲那里通过母乳传染婴儿的"母婴传播"是主要途径。这感染途径的阐明,使九成以上的婴儿避免了感染。

如果是 T 细胞白血病病毒,感染之后,发病的概率是 20 人至 25 人中1 人。潜伏期长达数十年的情况也不少见。平均发病年龄为 61 岁。在活到 50 岁以上的人很少的时代,发病者是有限的。在战后,人们寿命延长,此病才成为社会性问题。

被当作地方病的疾病

化学疗法对 T 细胞白血病效果有限,很难治疗。发病后平均生存期为 1 年左右,2 年生存率为 30% 左右,是一种危险的传染病。尽管如此,迄今为止没有受到太大的关注,其原因也在于潜伏时间长且发病率低。

厚生省在 1991 年总结的关于"T 细胞白血病病毒"的报告书中说:"由于地域差异很大,比起全国一律采取防治措施,更希望委托各地方政府作出决定。"这样,实际是当作地方病来处理了。

与艾滋病相比,T 细胞白血病往往被人们轻视。艾滋病的发病者和感染者累计约 2 万人,考虑到存在没有被报告的感染者,即使按多的估计,总数最多也就 5 万人左右吧。相反,T 细胞白血病病毒的感染者超过了 100 万人,多达艾滋病的 20 倍。

不过,名古屋市立大学的上田龙三教授开发出了有效的治疗药物,患者中有一半已经痊愈或症状好转。此外,大阪大学免疫学前沿研究中心的坂口志文教授的小组正在推进疫苗的开发。

发病的机制

逆转录病毒具有 RNA 遗传基因,感染宿主后将自己的 RNA 嵌入宿主的 DNA 中,开始自我复制(增殖)。就好像闯进别人家,执意寄宿,生很多孩子,把家里的东西都吃光用光,然后某一天让其破产。

血液中的白血球是防御疾病的,也就是说,是负责免疫的细胞。白血球也有各种各样的种类,其中淋巴球占据了 20%—40%。淋巴球是在骨髓中产生的,其中 70%—80% 是指挥整个免疫反应的"T 细胞"。

"T 细胞白血病病毒"正如其名,喜欢感染这个 T 细胞而引起白血病。也就是说,破坏免疫系统的要害。感染途径主要有以下三种:母婴传播(约 60%)、性传播(约 20%)、输血及其他途径传播(约 20%)。一旦感染,病毒就永远不会消失。

因为母乳中含有很多母亲的淋巴球,所以使婴儿感染病毒的风险很高。只是,T 细胞白血病病毒和 HIV 不同,血液制剂等不会引起感染。在性行为中,即使病毒有从男性转移到女性的情况,但几乎没有相反的情况。这是因为病毒进入了男性精液中的淋巴细胞。

这种病毒除了导致成人 T 细胞白血病以外,还会引起脊髓和呼吸系统等的各种各样的疾病。

超过一百万的感染者

根据 2009 年厚生劳动省的调查,全国感染 T 细胞白血病病毒的人数约为 108 万人。而根据 20 年前的调查,当时大约有 120 万人,所以有减少的倾向。以 2006—2007 年首次献血的全国约 119 万人为对象进行的调查中，确认感染人数为 0.3％，即 3 787 人。

按地区分别数据，检测结果为阳性者的比例，最高的是九州、冲绳，从 20 年前的 50.9％减少到了 41.4％。与其相反，大城市及周边地区（大城市圈）的增加却引人注目。具体地，首都圈是 17.3％（上次是10.8％），中京圈是 8.2％（上次是 4.8％），近畿圈是 20.3％（上次是 17.0％）。

扩散到大城市圈的原因，不知道是因为感染者移动到了城市，还是因为大城市圈的感染蔓延开来。对 40 岁以上的人来说，感染者的发病率为一年 1 000 至 2 000 人中就有 1 人左右。但是，感染的婴儿发病率为 5％—10％，是交通事故死亡危险率的数倍，绝对不能忽视。

白血病发病后，死亡率很高。2007 年全国有 1 075 人死亡。一般地，没有有效治疗方法的疾病会被日本政府"指定为疑难杂症"，从而大幅度减轻患者方面的医疗费负担。但是，关于 T 细胞白血病病毒的传染病还没有被指定为疑难杂症。

只是，由于预防对策的推进，患病者很大程度地减少了。根据长崎县发表的数据，1950 年的感染率是县人口的 6.05％，到了 1980 年降到了 1.4％，之后，防止母婴传播对策开始实施的 1990 年降到了 0.35％，此后的 2010 年急剧减少到了 0.06％。

起源是非洲的猴子

从遗传基因的比较来看，可认为西非灵长类动物的"猴 T 细胞白血病病毒"（STLV-1）是"人 T 细胞白血病病毒"的起源。

法国蒙培里大学的 V.库尔尼奥等研究小组在非洲探索了"猴 T 细胞白血病病毒"。在西非喀麦隆的热带林中，采集了大猩猩、髭长尾猴、山魈（Mandrillus sphinx）等 18 种 524 只灵长类动物的血液。其中的 328 只是当作丛林肉（Bushmeat）被捕获的，剩下的是原住民作为宠物饲养的。

收集这些血清后进行了和人 T 细胞白血病病毒 1 型抗体的交叉拟

合试验。结果发现：59只（11.2％）发生反应，证实两者有极为相近的亲缘关系。特别是，对于冠毛白眉猴，从89％的个体中检测出了"猴T细胞白血病病毒"。

作为宠物饲养的猴子的感染率是1.5％，而食用的猴子的感染率较高，是17.0％，这说明野生的猴子中感染范围相当广泛。另外，根据京都大学的调查，日本猴的阳性率也超过了50％，其中90％以上是群居。但是，这些猴子和病毒共生，即使感染也不会发病。

从猴子到人

"猴T细胞白血病病毒"中存在几个系统，各自的系统群超越了物种的隔离感染了其他种类的猴子。这表明，将猴子作为自然宿主的病毒很有可能是偶然地感染到了人。

但是，京都大学的研究小组比较了人和多种猴子的"T细胞白血病病毒"遗传基因，并发表了其结果。研究表明，从灵长类进化的初期阶段到最近，发生了多次从猴子到人的感染。也就是说，现在的"人T细胞白血病病毒"中，存在着这两种病毒，即长年进化并传承下来的病毒和后来从猴子感染来的病毒。

在西非某处向人转移的"猴T细胞白血病病毒"变身为"人T细胞白血病病毒"，经过反复进化，演化出了各种类型，随着人类的移动在全世界扩散开来。

世界上的"人T细胞白血病病毒"根据遗传基因分为三种类型，在绝大多数范围内分布的是"全球（Cosmopolitan）型"。还有就是少数类型的"中非型"和"美拉尼西亚型"。

并且，"全球型"被细分为亚型（subtype），大致有以下四个亚型：在南亚、印度、中东、加勒比海等广大地区扩散的"亚型A"（泛大陆型），日本本国和移民地巴西特有的"亚型B"（日本型），西非和作为奴隶运送目的地的加勒比海地区散在的"亚型 C"(西非型),以及摩洛哥、阿尔及利亚等地区多发的"亚型 D"(北非型)。

除了人 T 细胞白血病病毒 1 型以外,还有 1982 年从刚果(金)原住民姆巴提人(俾格米人,Pygmy)中发现的"人 T 细胞白血病病毒 2 型",以及 2005 年在喀麦隆的猎猴人中发现的被命名为"人 T 细胞白血病病毒 3 型"和"人 T 细胞白血病病毒 4 型"的近亲病毒。

从遗传基因的近亲程度来看,这些都来源于"猴 T 细胞白血病病毒"。2 型,虽弱但有传染性,分散在美国北部、中南美、欧洲,常见于使用注射器而药物中毒者中。关于 3 型、4 型尚有很多未知的地方。

人类的移动和病毒

"T 细胞白血病病毒"的大部分是从母亲到孩子的垂直感染,且传染性也很低,所以这种病毒大多存留在特定的地区和民族。这种不可思议的疾病分布被认为与成为宿主的人群的移动有关。换言之,如果追溯这种病毒的变异,也应该能追踪人类的移动途径。

从病毒的系统分析推测人类的起源或移动的历史的"病毒人类学",近几年受到关注。以前,人们从以遗骨、工具、陶器等为线索的形态人类学和考古学中追溯人类的起源和移动,但是,近年来随着 DNA 分析等新技术的引进,对人类的过去的研究也亮起了新的光芒。病毒人类学也在很大程度上归功于 DNA 分析技术的进展。

1981 年,人的细胞内线粒体 DNA 的全部序列得以被解读。这个 DNA 只能从母亲遗传到女儿。线粒体承担着在细胞内制造能量的作用。被细胞吸收前,它们原本是别的细菌,所以有别的遗传基因。

用 DNA 进行亲子鉴定可以追溯到数万年前。分析某位女性的线粒体 DNA 的话,就能追溯到其母系的祖先。

1987 年,加利福尼亚大学的莱贝卡·坎普教授等人追溯了 DNA 的变异，提出了"线粒体夏娃说"（Mitochondrial Eve，或称 mt-Eve、mt-MRCA），即现生人类起源于大约 16 万年（±4 万年）前住在东非的共同母系祖先。这引起了很大的反响。

进入 21 世纪头十年后，对只有男性拥有的 Y 染色体的遗传基因的分析不断进步。这种 Y 染色体只由父亲向儿子传承。回溯变异，同样，人类的迁徙追踪到了约 7 万至 14 万年前的一个非洲男性，即"Y 染色体亚当"。虽然也有异议，但是现在支持者很多。人类起源于非洲的说法基本确定，从而也可以追溯人类扩散到世界各地的足迹。

大约 20 万年前诞生于东非的当代人类，在 12 万至 13 万年前离开非洲后，从 5 万至 6 万年前开始，沿着各种各样的路径向世界各地迁移。离开非洲后，采取"南方路线"的人群就这样沿着印度洋沿岸抵达东南亚，其中一部分北上进入了日本。

其他的一部分就这样移动到大洋洲，成为澳大利亚原住民（Aborigine）的祖先。

采取了"北方路线"的人群，进入中亚，从那里向西移动的就去了欧洲。向东移动的就穿越西伯利亚，其中一部分南下到日本，一部分就照样前行，越过连接陆地的白令地峡，接着从北美向南美移动了（图 30）。

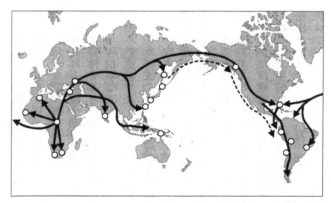

图 30　全球 T 细胞白血病病毒 1 型感染者的分布和人类迁徙假说示意图
（来源：根据爱知县癌症中心研究所前所长田岛和雄的图作成）

绳文人带来的病毒

搭乘这个壮大的人类大迁移的便车，"T 细胞白血病病毒"（全球型）与离开非洲的人群一起，其感染在世界范围内扩散开来。

被"T 细胞白血病病毒"感染的古蒙古人，分两个途径来到了日本。

首先，从旧石器时代末到绳文时代初期，沿"北方路线"经过库页岛和朝鲜半岛，"泛大陆型"（亚型 A）的病毒在日本列岛逐渐地扩散开来。在绳文时代早期，通过"南方路线"，新的人群经朝鲜半岛进入日本。他们扩散的"日本型"（亚型 B）病毒，随着绳文人的移动而扩大传播范围。

从遗传基因的差异来看，日本型（亚型 B）入侵的时间大约在 1.4 万年前。也就是说，在新的人群移居到日本列岛的绳文时代初期，很有可能是他们把病毒带了进来。

进入弥生时代，拥有先进稻作技术的人群经由朝鲜半岛来到日本，从九州扩散到四国、本州。这第三波的人群中没有人携带"T 细胞白血病病毒"，可以认为是因为在他们迁移的过程中病毒阳性率渐渐降低了。追溯人类迁徙和"T 细胞白血病"关联性的爱知县癌症中心研究所的田岛和雄前所长认为，这种日本型的亚型病毒传染性很弱，因此没有从绳文人扩大感染到弥生人。

阿伊努人和琉球人的共同点

日本国立遗传研究所于 2012 年发表了关于日本人起源的研究新成果。根据对阿伊努人、日本本土人（一般将日本领土中本州、北海道、四国、九州四岛称为日本"本土"，其他为"离岛"——译者注）、琉球人、韩国人、中国人的五个集团人群约 5 000 人的遗传基因进行分析的结果，日本人主要由绳文人和弥生人形成的"双重构造说"再次得到证实。

自江户时代的学者新井白石以来，研究者陆续指出了阿伊努人和琉球人的共同点。综合研究大学院大学的团队再次对约 500 名阿伊努人和琉球人的 DNA 进行了比较,发现和阿伊努人在遗传上最接近的是琉球出生的人,而在北海道和冲绳则留下很多绳文人的子孙。而本土出生的人更接近于韩国人。

在原住的绳文人广泛定居的列岛上,弥生人从中部地区扩张势力,绳文人被分割后被推到了北面和南面。这与遗传基因的解析结果吻合。但是,阿伊努人和西伯利亚的北方民族在一部分遗传基因上有着共同点,所以也说明了日本人的起源问题并不是既有说法那样简单。

这通过日本国内的"T 细胞白血病病毒"阳性者的分布也可加以说明。其分布偏向西端的九州、冲绳、四国南部、纪伊半岛和东端的东北地区、北海道,列岛中部地区极少。具体的地区阳性率为九州 8.0%、近畿 1.2%、北海道 1.2%、东北 1.1%。

特别是,冲绳、鹿儿岛、宫崎、长崎各县的感染率约为 5%,是世界上"T 细胞白血病病毒"携带者最集中的地区。尽管这四个县的人口不到日本全国的 5%,却占感染者的三分之一左右。T 细胞白血病的发现者日沼赖夫教授说,很早以前,他就提出了"T 细胞白血病病毒是古蒙古人种的绳文人带来的"假说,而现在这被证实了。

随着人的移动变得复杂,病毒的分布也错综复杂。有这样的例子,在九州的离岛的村镇,病毒的阳性率有 40%,但隔一道山的邻近的村镇,却只有 5% 以下。就长崎县而言,岛原半岛周边也有 T 细胞白血病很少的地区。

江户时代的岛原之乱(1637—1638 年)以后,讨伐的幕府军杀害了很多当地的农民,而且各藩按人数分配强制驱散了农民。可以认为因此感染率降低了。

世界的不均分布

世界的"T 细胞白血病病毒"阳性者约有 1 100 万至 2 000 万人。其分布的最大特征是"边境性"。日本的阿伊努人,还有菲律宾、马来西亚、印度、巴布亚新几内亚、所罗门群岛、夏威夷诸岛、南北美洲大陆、澳大利亚、斯堪的纳维亚等地区各自居住的原住民,以及西非一带的居民,阳性者常见于这样被隔绝的人类集团。相反地,在朝鲜半岛和中国大陆,几乎找不到阳性者。

这种"边境性"被认为是民族移动时沿路残留的病毒的幸存者。在这样的边境地区,母亲一直将病毒传染给孩子的情况,或许延续了几百代人。

南美的原住民(印第安人)是从连接两片大陆的白令地峡迁徙过来的古蒙古人种。田岛前所长等对南美安第斯山脉地区的原住民族的血液进行了检查,发现了很多和日本人同一系统的"T细胞白血病病毒"感染者。根据对原住民 13 部族的调查,感染率高达 17%。

田岛前所长等对加勒比海沿岸、亚马孙热带雨林、帕特哥尼亚等偏僻地区的南美原住民进行了大规模的采血调查,确认了只有安第斯高地有感染者。

田岛前所长和智利的研究人员一起,在智利北部的阿塔卡马沙漠,调查了被认为是安第斯地区现存的蒙古人种集团的祖先的木乃伊。其结果,从约 1 500 年前埋葬的约 100 具木乃伊的骨髓中检测出了"T细胞白血病病毒"的 DNA,并发现其碱基序列,可知他们感染了和阿伊努人感染的病毒相同谱系的病毒。据此,可推算这些移民活动也是数千年前进行的。

牙买加、特立尼达和多巴哥等加勒比海各国的感染率也高达 6%,发现"T细胞白血病病毒"的盖罗博士发表了因奴隶贸易从非洲带来病毒的假设。但是,实际上在很久以前,通过古蒙古人种,病毒早就已经被带过来了。

罹患成人 T 细胞白血病的名人

女演员夏目雅子于 1985 年 2 月，在舞台公演中因身体不适而紧急住院。后来被诊断为成人 T 细胞白血病，但当时没有公开真正的病名。在与病魔斗争的生活中，烦恼于治疗的副作用脱发。虽然经过约七个月的与疾病斗争的生活后顺利地恢复了，但是她从同年 8 月下旬开始发高烧，9 月 11 日去世了，年仅 27 岁。

1993 年，以她的遗产为基础，成立了向癌症患者无偿出借假发的组织"夏目雅子向日葵基金"。此外，还计划举办名为"向日葵杯"的慈善高尔夫大会，同时还举行捐赠卡注册、骨髓移植、艾滋病的教育活动。

前宫城县知事浅野史郎在宫城县知事任期中于 2005 年发现被感染。当初判断不需要治疗，但是在 2009 年，因为恶化成了急性型，便开始了治疗。

由于通常的治疗手段难以治愈，所以浅野在国立癌症中心接受了骨髓移植。因为身体状况稳定，所以于 2010 年出院，预后良好，便回到了庆应义塾大学的讲台。浅野的母亲也同样患有白血病，有可能是母婴传播。

以浅野前知事的发病为契机，政府开始着手制定被遗忘的成人 T 细胞白血病的对策，并于 2010 年设立了"特命小组"，决定了"综合对策"。从第二年开始，作为防范母婴传播的对策，在孕妇检查中加入了人 T 细胞白血病病毒的检查项目。

第十三章　弥生人带来的结核病

侵蚀年轻人的结核病

在战前的日本,结核病被称为"国民病"或"亡国病",可见其传染威势之猛。1933 年(昭和八年),当时仅限于 15 至 34 岁的年轻人,结核病死亡人数一年就超过了八万,占这个年代死亡人数的六成以上。对于年轻人来说,结核病是人生的第一道关口。

根据厚生劳动省的人口动态统计,在结核病死亡人数最多的 1918 年约有 14 万人死亡,人口每 10 万人的死亡率达到了 257 人。到 1950 年前后为止,每年新增登记的结核病患者约有 60 万人,死亡人数超过了 10 万人。结核病死亡率接近每 10 万人 150 人,与肺炎、肠胃炎一起常常被称为死因的"御三家"(日本俗语,指某一领域内的三大主要项目)。

但是,由于 1951 年修订的《结核病预防法》后实施的结核菌素检查、BCG(卡介苗)接种、医疗费的公费负担等措施,死亡人数开始稳步减少,到了 2012 年,结核病患者约为 2.01 万人,死亡人数在 2 100 人左右,死亡率下降到了人口每 10 万人有 1.7 人的程度。人们现在常说"结核病是过去的疾病",很多时候都被遗忘了。

然而,受此影响,从 20 世纪 70 年代后期开始,减少的速度变慢。到了 1997 年,时隔 46 年,一年间的患者数、感染率分别都增加了。1998 年也没有停止增加,之后三年连续增加。集体感染、医院内感染、耐药性菌的出现等,有各种各样的新闻开始报道。

忍无可忍的厚生省在 1999 年发表了"结核病紧急事态宣言",并警告说:"不仅仅是普通国民,甚至连医疗相关人员和政府行政负责人也认为结核病是克服了的疾病,已经过去。但这是一个错觉。"

虽说在过去的半个世纪里,结核病已经大大减少,但在发达地区中,日本的结核病感染率却一直处于最高的水平。据结核病预防会总结的各国资料(2011 年)显示,日本人口每 10 万人就有 17.7 人感染,是美国的 4.3 倍、德国的 3.7 倍、法国的 1.9 倍、英国的 1.4 倍。这是美国 40 年前的水平(图 31)。

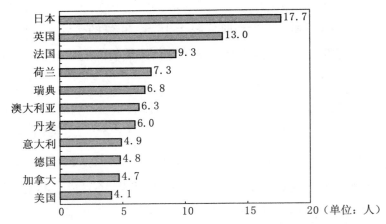

图 31　日本(2011 年)和其他国家(2010 年)每 10 万人口的结核病发病率的比较
（来源：参照结核病预防协会的数据作成）

死亡率是美国的 8.5 倍,是德国和意大利的 4.0 倍,在发达地区中非常高。被称为"贫困病"的结核病的患病率在日本很高,这在其他各国看来都是令人惊讶的事。

根据世界卫生组织的《2013 年世界结核病白皮书》,世界上 2012 年有 860 万人感染结核病,130 万人死亡。作为单一的传染病来说,结核病是世界上死亡人数最多疾病中的第二位,仅次于艾滋病。

1990 年以来,死亡人数减少了 40 万人,但感染人数反而增加了 80 万人。世界卫生组织以"结核病在过去 20 多年被轻视,结果导致很多国家的结核病对策机构弱化,甚至在有些国家已消失了"为由,要求加盟各国强化结核病对策。根据白皮书的披露,世界新患者的 29% 出现在亚洲,27% 在非洲,19% 在太平洋地区。显然在发展中国家偏多。

相继发生集体感染

养老机构和学校等的集体感染仍在相继发生。2000—2012 年每年有 37—49 例集体感染的报告。发生在小学、高中、残疾人机构、医院等。

据厚生劳动省称,结核病复燃的原因有以下四个方面。

第一,老龄化。年轻时感染结核病而具有免疫力的人因高龄而体力衰退,因糖尿病等抵抗力减弱而发病。新登记的患者半数以上是 70 岁以上的老年人。

第二,未感染者增加。在流行的 20 世纪 50 年代,20 多岁的人有 50% 曾经感染,并获得免疫能力了。但是最近具有免疫力的人下降到只有 1%。所以,20 多岁的年轻人感染的概率是 40 多岁年龄段人的四至五倍。

第三,贫困阶层扩大。无家可归者等低收入阶层的人没有体检的机会,发病较多,引人注目。包括(无家可归者集中的)爱邻地区在内的大阪市西成区的感染率,每 10 万人口就有 292 人,高达全国平均值的 13 倍,和世界性流行地区撒哈拉以南非洲的感染率处于同一水平。

第四,外国人的增加。在日本的外国人的感染率与日本人相比较高。在日本国内居住的韩国人的感染率是日本人的六倍,中国人的感染率是日本人的四倍。艾滋病引起的并发结核病也在增加。在 20 多岁时新发病的每三位结核病患者中就有一位是国外出生的。

第五,耐药性结核菌的增加(后述)。

结核病的起源

一直以来人们都相信结核病的起源是牛的疾病,认为牛也有结核病,被驯养后在和人密切生活的过程中发生变异,通过牛奶和牛肉等感染了人类。但是,英国国立医学研究所和瑞士热带公共卫生研究所等欧洲的研究小组在 2013 年发表了新的起源说。分析了从世界各国收集来的259 株结核菌的基因变异,并从其结果推断,在非洲,感染人类的特异性结核菌在大约六万到七万年前就已经出现。

如果按照这个假设,结核菌与那个时候离开非洲扩散到世界的现生人类一起,在反复变异的同时,首先传播到印度和大洋洲地区,并且在欧亚大陆、欧洲、东亚等地球的各个区域扩散开来。

瑞士热带公共卫生研究所的塞巴斯蒂安·格诺欧博士等人的研究小组,根据遗传基因的不同,将结核菌分为以下七类:非洲的共同祖先;印度、大洋洲系;东亚系;中亚系;欧洲系;西非系;埃塞俄比亚系。

比较结核病菌的变异可以知道,首先在非洲约 6.7 万年前,从共同祖先开始演化出"印度、大洋洲系"。接着,4.6 万年前演化出"东亚系";3.2 万年前演化出"欧洲系",之后还有其他谱系的病毒演化出来了。

这个演化年代和从线粒体遗传基因等确定的人类的扩散路径的年代也很吻合。

可以这样考虑。在人口密度低的时代,结核菌在漫长的潜伏期里一直在等待感染其他宿主的机会。但是,随着 6 000 年前左右都市文明开始兴起,人口密度增加,通过空气传播使感染者急剧增加了。

刻骨的证据

人的结核病最古老的痕迹,是从约 9 000 年前的东地中海以色列海域的海底遗迹中打捞起来的母亲和幼儿的骨疽。如果结核病的感染继续发展的话，脊椎的骨组织就会被破坏，骨头就会变形，这就是"骨疽"。在德国的海德堡发掘出的同时代的人骨中，胸椎上也有骨疽的痕迹。

调查了 2 500 至 5 000 年前埃及的 41 具木乃伊后，发现其中 20 具存在结核特有的骨疽。在当时的埃及，结核病似乎已经相当程度蔓延了。发掘到的 2 200 年前的英国人骨、1 700—1 080 年前的匈牙利人骨中也检测出了骨疽。

1972 年在中国湖南省发现的公元前 2 世纪的古坟墓，西汉时期的"马王堆汉墓"，以其良好的保存状态震惊了世界。从坟墓中的身份高贵的女性古尸中，也发现有结核病的病变。有种说法认为，在《三国志》中登场的东汉末期的政治家曹操的死因也是结核病。

从世界各地的人骨化石中也发现了结核病的证据。在秘鲁南部发现的约 2 000 年前的木乃伊中，也发现了肺组织中结核菌的痕迹。由此可知，随着时代的变迁，当时肺结核流行已经相当广泛。

弥生时代以后的骨疽

在日本，结核病最古老的痕迹是在 1998 年开始挖掘的鸟取县青谷上寺地遗迹中发现的。这是公元前 300 年至公元 300 年的弥生时代初期的东西。

出土的约 100 具人骨中，有两具因脊椎骨疽导致脊柱弯曲。这个遗迹出土的三个头盖骨中的脑部组织留存下来，有十具被认为是有处刑的外伤，这也引起了人们的关注。

在弥生时代以前的绳文时代的遗迹中发掘的人骨，没有发现结核病的痕迹。继弥生时代之后的古坟时代（250—600 年）以后，结核病似乎扩散很广，在东京都、千叶县、宫崎县等各地发掘的骨骸上都能看到骨疽的痕迹。

在韩国南部的勒岛发掘的，从公元前 2 世纪至公元前 1 世纪的遗迹出土的年轻女性的人骨中也有脊椎骨疽的痕迹。在韩国和日本的遗迹中，可以看到的结核病的痕迹是从中国传播来的。在中国正好是春秋战国时代（公元前 770—前 221 年），这与因中国国内混乱，大量难民大举迁徙到朝鲜半岛和日本的时期一致。

平安时代，结核病被称为"胸病"。清少纳言的《枕草子》（996 年左右完成）中有这样一句话："病是胸闷、幽灵、脚气，甚至是，只是草草了事，吃不下东西的心情。"这种"胸病"主要是结核病。同一时期所写的《源氏物语》（1008 年左右完成）中也描写了紫夫人患胸病，光源氏悲伤的样子。

因庇护源义经而闻名的平安时代末期武将奥州藤原氏第三代家主藤原秀衡（1122?—1187 年）的遗骸的脊椎上有结核病感染的痕迹。

从镰仓市由比浜南遗迹出土了数千具人骨，这些被认为是新田义贞攻打镰仓（1333 年）的阵亡者的人骨。在这之中，混入了被认为是由于骨疽而变形的骨头，并发现了结核菌的 DNA。

江户时代，肺结核被称为劳咳。作为丰臣秀吉的军师而驰名的竹中半兵卫（1544—1579 年）很有可能死于肺结核。当时结核病的原因不明，家族内感染多，所以怀疑是遗传。在有效的治疗方法被发现之前，有结核病患者的家庭被视为"胸病的血脉"受到歧视。这种偏见在发展中国家至今还在继续。

工业革命和结核病的大流行

在 14 世纪以后，随着人口集中到城市，肺结核在欧洲各地流行起来，开始引起人们注意。在 17 世纪达到了流行的顶峰之后，18 世纪看似已经衰退下去了。可是，进入 19 世纪后，规模比以前更大的流行反复发生。据推测，从 17 世纪到 19 世纪，欧洲和北美的全部死亡人数的 20% 是因结核病丧命的。当时曾被称为"白色鼠疫"。

出生于法国的美国生物学家雷内·杜博斯(René Dubos)在《健康的幻影》中提到了结核病和土豆饥荒之间的关系。对拯救经常遭受饥荒的欧洲作出了最大的贡献的,正是哥伦布从中美洲带回的土豆。

当初,吃土豆会染上霍乱的迷信,阻碍着人们吃土豆。但是,在围绕着西里西亚的领土问题与法国、俄国等国作战的七年战争(1756—1763 年)中,随着战争的持续,普鲁士国内的食物不足,只能依靠土豆。以此为契机土豆就在欧洲普及了。亚当·斯密在《国富论》中说,"即使耕地面积相同,土豆能抚养更多的人"。

由于土豆的普及,营养条件得到改善,结核病也减少了。从 18 世纪末到 19 世纪的期间,人口急剧增加。在寒冷地区的爱尔兰,多亏了土豆,人口从 1700 年的 350 万暴发性地增加到 1840 年的 800 万人。

土豆饥荒和结核病

但是,从 1845 年到 1849 年之间,整个欧洲都发生了因霉菌引起的土豆减收,毁灭性的灾害扩大开来。特别是在爱尔兰,又加上气候异常,导致土豆歉收。

由于人口增加,饥荒日益严重,暴动频发。约有 100 万人饿死,仅 19 世纪中就有超过 400 万人移居美国。其中就包括前美国总统肯尼迪和里根的曾祖父。

由于营养不良而迁徙到美国的移民中,有很多人感染了结核、麻疹、霍乱、伤寒、沙眼等疾病,肯尼迪的曾祖父帕特里克也在到美国后因霍乱而死亡。当时结核病暴发性地流行,被认为是移民带进来的,以致引起了排外运动。

19 世纪确实是"结核病的世纪"。社会背景方面的原因,有人口流入城市以及不卫生的环境中的严酷劳动。英国开始的工业革命导致城市向农村募集工人,强迫他们长时间劳动。机器和人不一样,可不停地工作。

工人也不得不跟着机器的节奏不停地工作。煤矿工人中间结核病多发的现象正是其典型的例子。

正如卡尔·马克思在《资本论》中强调的那样，特别是低工资、容易对付的女性和孩子，被迫进行严酷的劳动。工厂和矿山的不卫生且过于拥挤的劳动环境、重劳动和低营养、劣质贫民窟似的住宅……这些为结核病提供了温床，有这样的条件，结核病可以说是"别无所求"了。

德国思想家弗里德里希·恩格斯在 24 岁时所著的《英国工人阶级状况》中，生动地描绘了 19 世纪劳动者所处的悲惨状态，并提到了结核病。

"伦敦的特别是伦敦工人区的坏空气，最能助长肺结核的发展，在街上可以遇到许多面容憔悴的人，就足以证明这一点。……那就会大吃一惊，怎么竟遇到这许多看上去或轻或重地患有肺结核的人。"

随着工业革命向各国扩大和普及，结核病的流行也从英国扩散到了世界各地。明治初期从日本到欧洲的留学生中，也有因为结核病而半途回国或死亡的。作曲家泷廉太郎在德国发病，回国后不久，23 岁时就去世了。据说因为对结核病的偏见，在他死后，他作曲的乐谱作品多数被烧毁处理了。

在女工和军人之间感染扩大

《女工哀史》(1925 年)是在纺织工厂工作过的细井和喜藏的作品。写的是富国强兵时期(明治维新后，日本以"富国强兵"为口号进行建设的时期——译者注)纺织女工的艰苦劳动。在 1872 年作为国策开始发展的纺织工厂里，从遥远的农村招募了年轻的少女，以昼夜两班制连续工作，工资却很少。据说比当时英国殖民地印度的工人工资还微薄。

在繁重的劳动、低营养、过度拥挤的宿舍生活中，女工们的身心受到侵蚀，大部分在两年内被结核病侵扰，被解雇或离职回乡。作为补充，没有免疫的女工不断地从农村流入。政府针对女工们劳动状态的惨状，直到 1911 年才制定了工厂法,规定了对工厂劳动者的工作时间的限制和对工伤、死亡的补助制度。

职业医学的开拓者、大阪帝国大学医学部的教授石原修在 1913 年写的《女工和结核》书中记载:纺织工厂的工人有 80 万人,其中有 50 万人是女工。年龄在 16 至 20 岁之间的人最多。在制定工厂法之前,也有不满 12 岁的童工。因病被解雇回乡后死亡的人中,有七成多是因患结核病而死。日本女性的平均寿命,在 1902 年最初调查时只有 44.3 岁。

小说《啊,野麦岭》(山本茂实著,角川文库)中描写了"女工悲哀史",之后又被拍成了电影。

在女工结核病流行的同时期,军队征募的年轻男性之间的感染也在军队集体生活中扩大了。诹访地区还流传着这样一首和歌:"男人是军人,女人是工人,纺线为国家。"

因结核病而失去作用的女工和军人被送回到村里,导致结核感染在农村扩散。石川啄木(1886—1912 年)的和歌出色地表现了这个因果关系。

一年一度肺病肆虐的村庄/迎接的是年轻医生吧

抗生素药的特效

欧美各国进入 20 世纪后结核病急剧减少,但在日本,受太平洋战争的影响,比欧美落后了 10 到 20 年左右,到了 20 世纪 40 年代中期以后结核病才开始减少。随着战争的延长,国民的营养状态不断恶化,结核病仍进一步蔓延。

战败后,由于营养、劳动条件的改善,驻军的结核病防治对策,美国进口的抗生素链霉素等,日本结核病人数急剧减少。特别是,链霉素的效果是戏剧性的。但是,从美国进口的链霉素的数量来看,对于超过 200 万人的日本结核病患者来说是杯水车薪。

因此人们为了得到链霉素，纷纷涌向了黑市。在教师月薪 300 日元左右的时代，从美军流入黑市的链霉素以 5 000 日元的价格出售。这黑市价格的药，只有富裕家庭能买得起，对平民来说是可望而不可即的。好在从 1949 年开始，日本国内开始生产链霉素，健康保险也开始适用，多数患者才受到了恩惠。

发病者的比例和 BCG 接种

吸入带菌者咳嗽后散布在空气中的结核菌，就会被感染。在通风不好的狭窄房间里，空气中的结核菌会长期滞留，所以有时会在不知不觉中就被感染了。特别是在大城市，多有人员集中的住宅、工作单位、公共交通等，感染的风险很高。医院、养老院、学校、监狱等地集体感染频发。

结核菌的增殖需要时间。普通的细菌反复分裂，短时间内就会增加到天文数字。一般从感染到发病需要一至两年。在感染了结核菌的人中，每十人中一到二人会发病。其余的将不发病，可以安度一生。

近年来成为社会问题的老年人结核病，是因为老年人身体的抵抗力下降，变得容易患各种各样的病，这种时候结核菌就开始增殖而导致发病。除此之外，还因为低营养、糖尿病、癌症、艾滋病、免疫抑制剂等原因导致免疫低下而发病。

3 月 24 日是"世界结核病日"。1882 年的这一天，德国细菌学家罗伯特·科赫博士发现了结核菌，因此世界卫生组织于 1997 年制定了这一制度。科赫在发现结核菌八年后，又开发了利用结核菌素反应的检验方法，使检查有无感染的诊断变得容易了。

1921 年，巴斯德研究所的阿尔贝·卡梅特博士等以牛型结核菌为基础，将 BCG 实用化。这疫苗是现在仍在使用的唯一的结核病预防疫苗。

很多人都会想起小学入学后接种 BCG 当时的情景吧。注射的痕迹化脓了，怎么也治不好。以前，是在确认了结核菌素反应的结果后才进行接种，但是在2005年，时隔50年修改了结核病预防法，取消了对婴幼儿的结核菌素反应检查，而且BCG接种也改为在出生后六个月之内进行。

幼儿的发病率降低了50％左右，疫苗效果很好。然而，其效力最长也只持续15年左右。虽然有很多人认为如果接种了BCG，一生都不会得结核病，但是，现实中结核病的免疫很复杂，即使接种了疫苗，也可能会因为体力下降而发病。

与耐多药结核菌的战斗

对于结核菌，对两种以上的治疗药物都具有抵抗性的"耐多药结核菌"已成为严重的问题。据世界卫生组织称，2012年世界上又出现了45万名耐多药性结核菌感染者。一年增加了一倍。世界卫生组织预测，照这样下去，2015年将超过200万人。在现在的结核病治疗中有链霉素和利福平（Rifampicin）这两种最重要的药物，而对这两种药物同时获得耐药性的结核菌在增加。

产生耐多药结核菌的原因有药物服用不规律，中途中断等。虽然通过治疗看似治好了结核病，但是有约2％至5％的患者会再次发作。

此外，从耐药性结核病的患者感染而发病的人，不得不从一开始就和耐药性病菌战斗。这两种药物不起作用时还可使用的六种药物中，已经有对三种药物有耐药性的"超耐多药结核菌"出现。

现在，结核病的药物，虽然有约十种可用，但是在某种程度上形成病灶的话，会一点一点地分别出现对各种药物有耐药性的细菌。如果只吃一种药的话，不久耐药菌就会增加而再复发。所以要搭配混服四种药，连续服用半年。否则，还有复发的可能性。

结核病增加的一个原因也与艾滋病感染者的问题有关。世界卫生组织称，世界上有四分之一的结核病死亡者是与艾滋病同时发病而死的。

HIV 的阳性者和阴性者相比,前者患结核病的概率高出 30 倍到 50 倍。根据世界卫生组织的统计,在非洲,HIV 感染者的约半数也感染了结核菌。有的国家从 1985 年以来发病人数增加了二至三倍。

在某些发展中国家的贫民窟中,带有结核菌的人达到成人的 80%,同时感染艾滋病和结核病的患者也不在少数。特别是在非洲,有 46% 的结核病人患有艾滋病。因为 HIV 附着于人的免疫细胞,使结核病免疫所需的 T 淋巴球被破坏,所以容易感染结核病或容易复发。

改变历史的结核病

说起幕府末期的志士们就不能不说到结核病。很多年轻人因结核病倒下而壮志未酬。在历史舞台上活跃的志士们,被迫在不卫生且低营养的生活条件下奋斗,与其历史的功绩形成鲜明对比。

成为倒幕原动力的长州藩高杉晋作(1839—1867 年),在第二次征伐长州的时候已经被结核病缠身了。他没能亲眼见证明治维新,在大政奉还的半年前就去世了,年仅 27 岁。

同为长州藩的被称为"维新三杰"的木户孝允(桂小五郎,1833—1877 年)也同样患上了结核病。虽然中途加入了岩仓使节团,但是在周游美欧时留在瑞士疗养。只是关于其死因有各种各样的说法。

在幕府方面,新选组的冲田总司(1844—1868 年)年仅 25 岁左右就因结核病去世了。小说和电影中描写他是悲剧的天才剑士,壮烈的咯血场面为悲剧锦上添花。

明治初期,陆奥宗光(1844—1897 年)和小村寿太郎(1855—1911 年)这两位在甲午战争、日俄战争后,承担战后处理任务的外务大臣也患上了结核病。陆奥宗光在甲午战争胜利后,在受到俄罗斯、德国、法国三国的干涉时正在肺结核病疗养中。内阁会议召开时,他躺在病床上。小村寿太郎在致力于签订朴次茅斯条约后,因结核病而滞留在神奈川县叶山町的别墅疗养,并在那里去世了。同志社大学的创始人新岛襄(1843—1890 年)也是因结核病而去世的。

结核病和疗养院文学

不合理的传染病突然袭击健康的人,夺取其生活和生命,患者因偏见遭到社会孤立。作为鼠疫、梅毒、西班牙流感等流行的副产品,产生了各种各样的文学杰作。

其中,结核病是最能影响文学的疾病。年轻人的结核病引起了人们的同情,产生了许多被称为"结核文学"的作品。因为当时只有"清净的空气、安静、营养"的治疗方法。

为此,作为结核病疗养设施的疗养院在各地的高原等地带建设起来。以这里为舞台的小说也博得了很高的人气,被称为"疗养院文学"。德国作家托马斯·曼的《魔山》也是以第一次世界大战前瑞士阿尔卑斯山中的疗养院为舞台的。

结核病作为传染病,人们都对其唯恐避之不及。另一方面,患者又瘦又白,因为发烧眼睛非常湿润,脸上带着红晕,给人一种浪漫的病的印象。据说这是德富芦花(1868—1927 年)的小说《不如归》(1888—1899 年连载)的影响很大的缘故。患了结核病的薄命佳人成为悲恋小说的主人公的典型。

《不如归》的主人公浪子因为患了肺结核,在她的丈夫、海军军人武男外出期间,被婆婆逼迫而离婚。这是一个女主人公一边仰慕着丈夫,一边沉浸在悲叹中,最终断气的故事。画家竹久梦二(1841—1934 年)喜欢描绘的美女形象,让人不禁联想到浪子。

患结核病的名人

军医、作家森鸥外(1862—1922 年)19 岁时患上了肺结核。根据主治医生的说法，其病情相当严重。但是鸥外却至死都隐瞒着结核病，并希望孩子们在其死后也能保守秘密。根据福田真人著的《结核病文化史》，其作品中结核病登场的很少，正面切入的作品只有戏曲《假面具》。

正冈子规（1867—1902 年）从事俳句、短歌、新体诗、小说、评论、随笔等多方面的创作活动，在近代文学上留下了伟大的足迹，甚至也影响了和歌的近代化。其雅号子规是杜鹃的别名。这是将患有结核病、反复咯血的自己比喻成杜鹃，一直叫到吐血为止。

子规在 1889 年年仅 21 岁时就开始吐血，直到 35 岁去世为止，一直过着日夜与病魔斗争的生活。他作为将棒球引入日本的先驱者而为人所知，2002 年进入了"棒球殿堂"。这三首描写结核病的俳句很有名。当时，认为丝瓜水对祛痰很有效。

丝瓜花开/只喉头哽痰/日子不久长

痰咳一斗/丝瓜水祛痰/来不及了罢

八月十五/丝瓜水虽好/到哪里寻找

樋口一叶（1872—1896 年）一边苦于生活，一边发表了《青梅竹马》《二世》《十三夜》等优秀作品，获得了文坛的赞誉。仅仅 14 个月的创作活动就发表了这些作品。可是，她在 24 岁时因肺结核病而早逝。

从病情的急剧恶化的情况来看，樋口被认为是患了"奔马性结核病"。从 2004 年开始，其人物像被印刷在日本银行发行的 5 000 日元纸币上。亲笔书写的原稿和相关资料等文学资料被收藏在东京目黑区的日本近代文学馆和山梨县立文学馆。

竹久梦二是大正浪漫时期的代表画家，在随笔、诗歌、童话等方面也有很多作品广为人知。另外，他在插画、海报、书籍的装帧、日用品和浴衣等的设计上都有建树，也是图形设计领域的分水岭似的人物。他留下了许多抒情风格的美人画，描绘的女性被称为"梦二式美人"。他在 49 岁时从欧洲旅行回来后患上了结核病，次年在长野县八之岳山麓的富士见高原疗养所住院，同年去世。

石川啄木是明治时代的和歌诗人。在接受慢性腹膜炎手术的 25 岁那年，发现了肺结核。这是一个被贫困和结核这两种痛苦所折磨的人生。害怕结核病的他唱的歌里总有死亡的影子。啄木的妻子节子也被肺结核侵蚀，在他死后第二年，年仅 26 岁便去世，留下了两个孩子。啄木的遗稿之所以完全留存下来，多亏了他的妻子，在她自己也被疾病折磨的情况下坚持整理了丈夫的遗稿。他描写结核病的代表性和歌是——

> 如果呼吸，有声音在胸口响起／比风筝更孤独的声音
>
> 如果生病了，心也会变得虚弱／各种哭声在胸膛里聚集
>
> 此刻决然告诉你，闲散无法治愈／不写在句子中，而是深深的悲伤里

堀辰雄（1904—1953 年）是活跃在昭和初期的作家。通过融合法国文学的心理主义和日本的古典，创造了独特的文学世界。他 19 岁时患上肺结核，多次在长野县信浓追分的疗养院疗养，留下了很多以疗养院为舞台的作品。代表作《起风了》一书是根据自己患病、并陪着结核病病情恶化的未婚妻入住疗养院的经历写成的。其未婚妻在入住疗养院的那年岁末去世了。

海外的名人和结核病

据说在 19 世纪的欧洲，死亡的劳动者中的 20％—30％是因结核病而死。作家和艺术家中因这种病而倒下的人很多。

在英国，被结核病魔缠身的作家勃朗特一家很有名。一个儿子和五

个女儿的六兄妹全都在很年轻时就因染上结核病去世了。首先是在 1825 年,长女玛利亚(11 岁)和次女伊丽莎白(10 岁)都因结核病去世了。

然后在 1848 年,作为长子的作家帕特里克·布莱恩韦尔(31 岁),和因《呼啸山庄》而出名的三女儿艾米莉(30 岁);次年,《艾格妮丝·格雷》的作者五女儿安妮(29 岁);还有,在 1885 年《简·爱》的作者四女儿夏洛特(38 岁)都相继因结核病倒下。关于夏洛特,也有说法认为不是结核病而是感冒和重度妊娠呕吐所致。

父亲帕特里克牧师活得最久,于 1861 年以 84 岁高龄与世长辞。当时这种一家人全部病逝的情况并不少见。因结核病而倒下的主要作家和音乐家如下。

在英国,有 25 岁去世的年轻诗人约翰·济慈,因《查泰莱夫人的情人》而出名的 D.H.劳伦斯,《1984》《动物农场》的作者乔治·奥威尔,艺术评论家约翰·拉斯金,《宝岛》《化身博士》的作者罗伯特·斯蒂文森。在美国,有作家华盛顿·欧文,留下散文集《瓦尔登湖》(又译为《湖滨散记》)的哲学家亨利·梭罗。

在法国,有《高老头》《人间喜剧》(未完成)的作者奥诺雷·德·巴尔扎克。在德国,有以贝多芬《第九交响曲》的原词而闻名的诗人弗里德里希·冯·席勒,《变形记》的作者弗兰茨·卡夫卡。在俄国,有《海鸥》《樱桃园》的作者安东·契诃夫,话剧《在底层》的作者马克西姆·高尔基(也有遭毒杀而死的说法)。

作为画家,有法国的欧仁·德拉克洛瓦、保罗·高更,意大利的阿米代奥·莫迪利亚尼。

结核病和音乐

作曲家当中,因结核病而去世的有意大利的路易吉·博凯里尼、尼科罗·帕格尼尼,波兰的弗雷德里克·肖邦,俄国的伊戈尔·斯特拉文斯基,德国的卡尔·冯·韦伯,美国的斯蒂芬·福斯特等。也有人认为肖邦的死因是囊肿性纤维化。

结核病也成了歌剧等的配角。朱塞佩·威尔第的歌剧《茶花女》(原作是亚历山大·小仲马的小说)以 19 世纪中期的巴黎为舞台,讲述了主人公、高级妓女薇奥莉塔和纯情青年阿尔弗雷德的纯爱故事。男主人公被父亲离间了关系,但等他知道真相回来时女主人公已因为结核病去世了。

由贾科莫·普契尼创作的《波希米亚人》(原作小说作者亨利·穆杰),这是一个诗人罗道夫的故事,他爱上了一个来自农村的贫穷的缝纫工咪咪。最后一幕是被结核病侵袭的咪咪在他和同伴的守护下死去。这两部歌剧以演出次数众多而闻名。

19 世纪中叶的巴黎到处都是穷人。根据当时的记录,仅巴黎就有超过 10 万乞讨者。这意味着市民六到七个人中就有一个是贫困阶层。正好法国迎来了工业革命期,从各地来到巴黎的人也很多,但是他们找不到工作,像歌剧的主人公一样,女性只能去当妓女和缝纫工。

终章 预测未来,与传染病激烈战斗的地域会在哪里?

非洲开发引起的传染病

古罗马的历史学家、博物学家老普林尼在《博物志》中写道:"新的东西总是从非洲来的。"正如这句话所说,本书中出现的传染病也是以非洲为起源的最多。

在非洲大陆,新的传染病依然在肆虐。1977 年,埃及在尼罗河上游建造的阿斯旺水坝完工 6 年后,阿斯旺地区约有 1.8 万人出现发烧、头痛、呕吐等症状,约有 600 多人死亡。原因是"裂谷热"(Rift Valley Fever)。这是蚊子传播的病毒性疾病,从前就作为家畜的致命病而令人恐惧。

流行从苏丹北部的家畜开始,蔓延到东非一带。特别是在水坝截流而形成的纳赛尔湖及其周边,大约有 80 万公顷的泛滥原野和灌溉水路,其中蚊子聚集繁殖,从而扩大了对人类的传染范围。2000 年,"裂谷热"突然在阿拉伯半岛的沙特阿拉伯和也门也发生了感染。

在 2006—2007 年,东非地区降下了创纪录的大雨,裂谷热在肯尼亚、索马里、坦桑尼亚三国发生了大流行。死者在三国达到了 323 人,死亡率高达 20％—40％。并且,在西非的塞内加尔和毛里塔尼亚,病毒仿佛对流经两国边境的塞内加尔河上两座水库的建成等待已久,裂谷热也在居民之间开始扩大感染。

在热带地区建造水坝和灌溉设施,形成静水水域,就像是给传播各种传染病的蚊子提供繁殖场所一样。一度传播减弱的疟疾,在 20 世纪 70 年代到 20 世纪 80 年代,随着开发热潮再次在世界各地恢复了传播的凶猛势头。

除此之外,在非洲各地还出现了嗜睡病(trypanosomiasis,锥体虫病)、裂体血吸虫病、河盲症(旋盘尾丝虫病)、查加斯病(Chagas disease,美洲锥虫病)等通过水传染的疾病。加纳水坝建设后形成的沃尔特湖、苏丹的日吉拉灌溉网、西非各地的水田普及计划等,使很多居民成了传染病的祭品。这些病被称为"开发原病"。

热带雨林中潜在的新病毒

在位于西非尼日利亚的拉萨村的美国基督教教会传教所的诊疗所,1969 年,三名护士患上原因不明的出血热,其中两人死亡。症状非常强烈,以致有"除了骨头以外,其他的东西都被病毒吞噬"的感觉,内脏被侵蚀,痛苦不堪地死去。这是"拉萨热"的第一个记录。那之后的调查判明了 20 世纪 40 年代也有过流行。

感染者之一的美国护士回国后发病,并且在检查中在康涅狄格州、宾夕法尼亚州发生了二次感染,造成一人死亡。再加上负责研究的耶鲁大学教授的病毒学家也因发病而陷入危急状态,《纽约时报》甚至撰文称"这是一种致使研究也停止的危险新型病毒"。

之后,拉萨热在利比里亚、塞拉利昂、几内亚等西非各地也反复流行。世界卫生组织称,每年平均有 10 万至 30 万人感染,约有 5 000 人死亡。其自然宿主被查明是野鼠的一种,即"乳鼠"(Mastomys)。1987 年从西非塞拉利昂回国的日本测量技术人员也对拉萨热的抗体呈阳性,但平安无事。

1976 年,在西非三国的森林地带,埃博拉出血热开始流行,2014 年暴发性蔓延（序章）。

实验动物进口的威胁

到了 20 世纪，对用于医学研究和疫苗制造的灵长类动物需求增加，猴子的进口剧增，猴子对人的病毒感染作为新的问题浮出水面。灵长类动物在遗传基因上接近人，所以其固有的病毒容易转移到人身上。

20 世纪 50 年代以后，由于欧美的疫苗开发热潮，需要大量实验用的猴子，在刚果、乌干达、坦桑尼亚等维多利亚湖周边捕获了大量的猴子并出口到欧美。虽然近年来由于国际性的批判比高峰时有所减少了，但是根据灵长类动物保护团体的说法，美国每年进口数仍有约两万。

这为参与捕获的当地居民和中介商带来了巨额现金收入，但他们之中却不断出现瘦弱或因内脏大出血而死亡的奇病。这些都有很强的被猴子传染的嫌疑。实验用灵长类动物也是将新病毒带入欧美的主要途径。

这个问题首次出现在美国新墨西哥州的霍罗曼空军基地，当地在 1958 年到 1960 年之间出现肝炎多发的现象。在这个基地里，为了进行载人航天实验而饲养了黑猩猩。首次宇宙飞行成功的灵长类、黑猩猩"火腿"也在这个基地进行了训练。

调查一下肝炎患者就发现，与黑猩猩有直接接触的 21 人中有 11 人发病，显然肝炎是从黑猩猩感染的。它们是在西非喀麦隆捕获的野生动物。

马尔堡出血热的教训

1967 年 8 月，在联邦德国的大学城市马尔堡市内，在疫苗制造公司工作的三名工作人员，因肌肉疼痛和发烧住进了马尔堡大学医院。他们症状严重，全身出血，不久都去世了。随着时间的推移，感染在患者的家人、医院的负责医生和护士中扩大，患者增加到了 23 人。

与此同时，在法兰克福国立帕尔·艾里希研究所工作的六个人，也发病了。除此之外，在南斯拉夫的贝尔格莱德这第三个地方发生了流行。最终造成了 31 人发病，7 人死亡的事态。新闻传遍了世界。这种病毒和已知的任何一种病毒都不一样，被命名为"马尔堡病毒"。那之后，又解明它是埃博拉病毒的近缘病毒。

发病者的共同点是接触了从非洲乌干达进口的实验用的绿猴。猴子从乌干达运到贝尔格莱德，然后被送到了其他两个疫苗的制造机构。虽然研究者拼命寻找感染了非洲绿猴的自然宿主，但至今仍然没有发现。近年，人们怀疑自然宿主是一种埃及果蝠。

在那之后，在刚果、安哥拉、肯尼亚、南亚等地"马尔堡出血热"也断断续续发生。其死亡率达到 24％—88％。1998—2000 年，在刚果的废矿中寻找黄金的人们之间发生了集体感染，154 人感染，128 人死亡。2004—2005 年在安哥拉有 399 人发病，335 人死亡。2012 年乌干达死了 4 个人。死亡率最高达到了 88％。

这个事件给世界带来了冲击。在日本也设立了对进口灵长类动物实施检查的"灵长类医科学研究中心"。

非洲猴子起源病

美国和法国的研究小组在喀麦隆调查了 19 种 788 只灵长类动物的血液，并分离了其所携带的病毒。这些灵长类是作为食用肉被屠宰或作为宠物饲养的。其中 16 种猴子约 20％的个体感染了各自种类特有的 SIV（猴免疫缺陷病毒）。还发现了四个新种类的 SIV。研究小组发表结果说，这些 SIV 充分具有成为有可能给人带来危险的"HIV 预备军"的资格。

猴痘是非洲野生动物的天花，感染人后重症者的症状和天花很相似，几乎不能区别开来。1970 年在刚果（当时是扎伊尔）第一次报告了猴痘对人的感染。

猴痘在那之后也在中非和西非的热带雨林地带，时不时发生流行。1996 年到 1997 年在刚果发生了大流行，出现 511 个感染者。宿主是野生的啮齿类动物，但也会感染灵长类和人。人感染的死亡率是 10% 左右。

在 2003 年前，在非洲以外还不见报告过人感染猴痘。然而在 2003 年它突然出现在美国，威斯康星州等五个州共出现了 81 名感染者。有 19 人住院，但没有死亡。

感染源是从非洲作为宠物进口的啮齿类的非洲巨鼠。它们被批发到得克萨斯州的宠物店，感染了在那里一起销售的北美原产松鼠的一种草原犬鼠（土拨鼠），购买它的人发病了。

不断出现的新兴传染病

并且，被称为新兴传染病的新型传染病也不断出现。"马尔堡出血热""裂谷热""拉萨热""埃博拉出血热""西尼罗河热""艾滋病""SARS"……从 1950 年代末开始到现在，出现了大约 40 种新兴传染病。

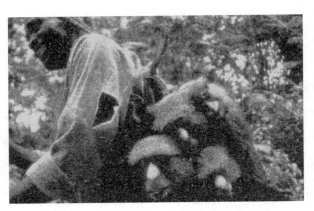

图 32　丛林肉的猎人，摄于刚果民主共和国
（摄影　中野智明）

这些病毒多来源于猪、牛等家畜，老鼠、蝙蝠、野鸟等野生动物所携带的病毒，但自然宿主不明的病毒也不在少数。

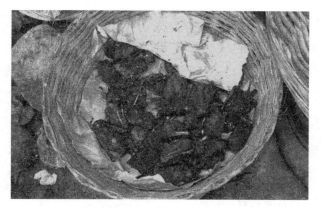

图33　在西非，捕捉到的果蝠就这样很平常地被售卖
（于尼日利亚）

　　病毒在反复变异的过程中，从原宿主跳出来转移到其他种类的宿主，并能够很好地稳定存续下去。这样的病毒已出现。

　　人们完全没有认识到造成 SARS 的冠状病毒的近缘同类病毒会给人类带来如此可怕的疾病。那个冠状病毒从动物跳出转移到人类的时候变得凶恶了。

　　当然，环境的变化也有助于传染病的流行。2002 年，以欧洲 30 个国家的专家为对象，美国的专业期刊《环境健康展望》（*Environmental Health Perspective*）进行了问卷调查："耕地的扩大、森林砍伐等环境破坏和地球变暖，会不会影响传染病的发生和蔓延？"结果，半数以上的专家回答：是。

　　有很多研究报告表明，传播病毒的蚊子等昆虫由于全球变暖而扩大了栖息地。

没有疾病的世界

　　没有疾病的世界，无论在哪个时代都是人类的梦想。在日本全国各地，有祈祷病疫消退的神社佛阁和祭祀活动，是祖先们愿望的表现吧。虽然也有好几次感到那个梦想马上就能实现，但是一转眼，微生物就反击过来了。很多人都为脚癣、蛀牙、麦粒肿、粉刺等慢性感染而烦恼。

尽管有不断袭击人类的饥饿、自然灾害、传染病，我们的祖先幸运地活下来，并成功地留下了现存的子孙。但是，今后这种幸运能否继续，人类是否能平安地留下子孙后代，还不能保证。不知道什么时候会发生像使恐龙灭绝了的巨大陨石那样的袭击，或如7.4万年前印度尼西亚托巴火山那样的超巨大喷发。那次火山喷发曾使气候完全改变而把人类逼到了灭绝边缘。

传染病在世界范围内的流行更加具有现实感。在所有的灾害中，传染病是杀害人类最厉害的一种。任何对策都不能与之有效对抗的强烈的细菌或病毒任何时候出现也不足为怪。正当笔者这么想的时候，2014年在西非开始了埃博拉出血热的大流行，并开始在世界各地蔓延。目前，只有隔离感染者或逃离感染地的对策，别无选择。

在电影和电视剧中，描写疫病恐慌是固定的程式。《仙女座菌株》（1971年）是这样的一部经典名作。人造卫星落在了一个小镇上，来自宇宙的谜之病原体使得镇上的人们纷纷死去。另外，恐怖悬疑电影《极度恐慌》（1995年）中，非洲出口到美国的宠物灵长类动物开始传播、扩散危险病毒。电影中病毒学家高呼"自然母亲是一个精明强干的连续杀人魔"的场景，奇妙得很有说服力。

2013年《世界之战Z》公映后，在世界范围内大受欢迎。这是布拉德·皮特主演的"疫病恐慌"的电影。使人类凶暴化的谜之病毒在世界各地大流行，变成僵尸的感染者通过咬伤他人来传播病毒。

在夺去了8000万人生命的"西班牙流感"流行时期，和这部电影一样的恐慌笼罩了整个世界。科幻世界的恐慌，在艾滋病的流行中变成了现实。几百万人被心爱的伴侣感染而死。

自然界中还潜藏着无数的病原体，它们反复尝试着寻求新的宿主。

就像氢弹实验催生了"哥斯拉"一样，乱用药物也许会造成怪物病原体。

传染病膨胀的温床

根据联合国未来人口预测（2013 年），世界人口将在 2050 年超过 96 亿人。20 世纪初，世界城市居民只不过占人口的 15％，而在 2008 年前后，城市人口就超过了农村人口。联合国估计，到 2030 年，城市人口将超过 50 亿，超过全球人口的 70％。在 2010 年到 2025 年间，世界上 100 万人口以上的城市将从 324 个增加到 524 个，而且 1 000 万人口以上的大型城市将从 19 个增加到 27 个。

这些城市人口的增加，大部分发生在发展中国家的撒哈拉以南非洲、南亚、西亚等城市的贫民窟。贫穷人口占城市人口的比例，到 2005 年为止，非洲达到七成以上，南亚达到将近六成。在非洲，贫民窟人口倍增只需要 15 年，在西亚也只需 26 年。城市的贫民窟是微生物的培养增殖的温床。

随着人类势力范围的扩大，由于森林和低地、湿地被破坏，野生动物的栖息地被缩小，微生物为寻求新的宿主而改变了寄生场所。蝙蝠造成的西非埃博拉出血热和婆罗洲岛的尼帕病毒感染暴发就是一个很好的例子。

由于人口增加，食用肉的生产量也会增加。根据联合国粮食农业组织的预测，世界的食用肉消费量将在 2010 年到 2050 年间增长1.7 倍。增加的家畜和传染病的蔓延或新的疾病的产生也有着关联。

全球老龄化和传染病

考虑到今后世界人口的增加和老龄化，传染病的威胁会越来越大吧。20 世纪前半期的集体感染，学校和军队都成了其温床，但 21 世纪后半期，养老机构将取而代之。

根据联合国的预测，2050 年世界上 65 岁以上的人口所占比例，将从现在的 8％变成 18％。那时，日本将为 38.8％（2010 年为 22.7％，下同），中国25.6％（8.2％），美国 21.2％（13.1％），印度 13.5％（4.9％）。无论现在还是 2050 年，日本都是老龄化国家的领跑者。

根据联合国的推算，2050 年，日本的平均寿命为女性 91 岁（2014 年为 86 岁），男性 84 岁（2014 年为 80 岁）。劳动人口（15—64 岁）1.3 个人必须支撑一个 65 岁以上老人。也就是说负责看护老人的一方也在急剧减少。

根据联合国等的预测，由于世界性的老龄化，"不得不住在不卫生的环境里""不能和医生联系""营养不够""没有可以看护的人"等这样的贫困的老年人越来越多。老年人外出减少，容易被孤立，从他人那里接受免疫的机会也变少。从而容易发病，发病的话容易陷入严重症状。

和人相比，病毒的大小只有其十亿分之一，细菌只有其一百万分之一。人的遗传基因有三万数千个，病毒最多只有 300 个，细菌大概是 1 000 个至 7 500 个。

这也是地球上最进步的人和最原始的微生物之间的死斗。有时，付出大量牺牲者的代价，人类获得了免疫。或者用巨额研究费开发的新药来对抗的话，微生物就会钻过这个空子不断地尝试入侵人类的新方法。人类仍无法看到和微生物的战斗的未来。和"红皇后"的追逐游戏今后也会继续下去吧。

主要参考文献

【序章】

• アンドリュー・スピールマン、マイケル・ド・アントニオ(奥田祐士訳、栗原毅監修)『蚊はなぜ人の血が好きなのか』ソニーマガジンズ　二〇〇二

• ウィリアム・T・クローズ(羽生真訳)『エボラ─殺人ウイルスが初めて人類を襲った日』文藝春秋　一九九五

• NHK「エボラ感染爆発」取材班『ウイルス感染爆発』日本放送出版協会　一九九七

• 畑中正一『殺人ウイルスの謎に迫る!─新型インフルエンザはどうして危険なのか?　致死率80%以上の凶悪ウイルスとはなにか?』サイエンス・アイ新書　二〇〇八

• 渡邊靖彦、濱田篤郎監修『感染症日本上陸─新型インフルエンザだけじゃない!　今、感染症のグローバル化が始まった』阪急コミュニケーションズ　二〇一〇

• リサ・シークリスト・チウ(越智典子訳)『もしかしたら、遺伝子のせい!?─魚臭くなる病ほか遺伝子にまつわる話』白揚社　二〇〇九

• リチャード・プレストン(高見浩訳)『ホット・ゾーン』(上・

下）飛鳥新社　一九九四

【第一章】
- 石弘之『地球環境「危機」報告』有斐閣　二〇〇八
- 井ノ上逸朗『病気はどこで生まれるのか―進化医学でさぐる病気のしくみ』技術評論社　二〇一二
- 井村裕夫『人はなぜ病気になるのか―進化医学の視点』岩波書店　二〇〇〇
- ウィリアム・H・マクニール（佐々木昭夫訳）『疫病と世界史』（上・下）中公文庫　二〇〇七
- 栃内新『進化から見た病気―「ダーウィン医学」のすすめ』ブルーバックス　二〇〇九
- 橋本雅一『世界史の中のマラリア―微生物学者の視点から』藤原書店　一九九一
- 長谷川眞理子『ヒトはなぜ病気になるのか』ウェッジ選書　二〇〇七
- フランク・ライアン（沢田博、古草秀子訳）『ウイルスX―人類との果てしなき攻防』角川書店　一九九八
- 宮田隆『分子からみた生物進化―DNAが明かす生物の歴史』ブルーバックス　二〇一四
- メアリー・ドブソン（小林力訳）『Disease―人類を襲った30の病魔』医学書院　二〇一〇
- 吉川昌之介『細菌の逆襲―ヒトと細菌の生存競争』中公新書　一九九五
- ルイス・キャロル（河合祥一郎訳）『鏡の国のアリス』角川文庫　二〇一〇

・ロバート・S・デソウィッツ（栗原豪彦訳）『マラリアvs.人間』晶文社　一九九六

【第二章】
・ウィリー・ハンセン、ジャン・フレネ『細菌と人類―終わりなき攻防の歴史』中公文庫　二〇〇八
・クライブ・ポンティング（石弘之他訳）『緑の世界史』（上・下）朝日選書　一九九四
・酒井シヅ『病が語る日本史』講談社学術文庫　二〇〇八
・スペンサー・ウェルズ（上原直子訳）『旅する遺伝子―ジェノグラフィック・プロジェクトで人類の足跡をたどる』英治出版　二〇〇八
・トム・クイン（山田美明、荒川邦子訳）『人類対インフルエンザ』朝日新書　二〇一〇
・バーバラ・N・ホロウィッツ、キャスリン・バウアーズ（土屋晶子訳）『人間と動物の病気を一緒にみる―医療を変える汎動物学の発想』インターシフト　二〇一四
・山内一也『キラーウイルス感染症―逆襲する病原体とどう共存するか』ふたばらいふ新書　二〇〇一
・山内一也『ウイルスと地球生命』岩波科学ライブラリー　二〇一二
・山内一也『ウイルスと人間』岩波科学ライブラリー　二〇〇五
・山本太郎『感染症と文明―共生への道』岩波新書　二〇一一
・ローリー・ギャレット（山内一也、野中浩一、大西正夫訳）『カミング・プレイグ―迫りくる病原体の恐怖（上・下）』河出書房新社　二〇〇〇

【第三章】

• アリス・ロバーツ（野中香方子訳）『人類 20 万年　遙かなる旅路』文藝春秋　二〇一三

• 石弘之『インディオ居留地―地球破壊で追われる先住民』朝日選書　一九九四

• 印東道子『人類大移動―アフリカからイースター島へ』朝日選書　二〇一二

• シェルトン・デーヴィス（関西ラテンアメリカ研究会訳）『奇跡の犠牲者たち―ブラジルの開発とインディオ』現代企画室　一九八五

• 立川昭二『病気の社会史―文明に探る病因』NHKブックス　一九七一

• ダニエル・デフォー（泉谷治訳）『疫病流行記』現代思潮社　一九六七

• 濱田篤郎『旅と病の三千年史―旅行医学から見た世界地図』文春新書　二〇〇二

• ロバート・S・デソウィッツ（古草秀子訳、藤田紘一郎監修）『コロンブスが持ち帰った病気―海を越えるウイルス、細菌、寄生虫』翔泳社　一九九九

【第四章】

• 青木皐『人体常在菌のはなし―美人は菌でつくられる』集英社新書　二〇〇四

• 浅香正博『胃の病気とピロリ菌―胃がんを防ぐために』中公新書　二〇一〇

• 伊藤慎芳『ピロリ菌―日本人 6 千万人の体に棲む胃癌の元凶』祥伝社新書　二〇〇六

・NHK「病の起源」取材班編著『病の起源―NHKスペシャル（2）』日本放送出版協会　二〇〇九

・「人類のやっかいな相棒「ピロリ菌」」『Newton』二〇一二年五月号

・山岡吉生「ピロリ菌感染の分子疫学」Gastro-Health Now　二〇一一年一九号

【第五章】

・石弘之「ネコが人を元気にする科学的な根拠」日経ビジネス　二〇一二年四月一六日

・江口保暢『動物と人間の歴史』築地書館　二〇〇三

・サム・ストール（戸嶋芳美訳）『歴史を変えた100匹の猫』創土社　二〇〇八

・鈴村和成『村上春樹とネコの話』彩流社　二〇〇四

・須藤伝悦『モーツァルトが求め続けた「脳内物質」』講談社＋α新書　二〇〇八

・ヤロスラフ・フレグル「ネコの病を探求」『NATIONAL GEOGRAPHIC』二〇一三年一月号

【第六章】

・小田瑞恵『子宮頸がん（よくわかる最新医学）』主婦の友社　二〇一四

・高橋真理子『最新子宮頸がん予防―ワクチンと検診の正しい受け方』朝日新聞出版　二〇一一

・日本婦人科腫瘍学会編『子宮体がん治療ガイドライン　2013年版』金原出版　二〇一三

・畑中正一『殺人ウイルスの謎に迫る！』サイエンス・アイ新書

二〇〇八

　　・宮城悦子『子宮がん（よくわかる最新医学）』主婦の友社　二〇
一〇

　　【第七章】
　　・浅野喜造編『水痘・帯状疱疹のすべて』メジカルビュー社　二〇
一二
　　・狩野葉子編「多様化するヘルペス感染症」『Derma.』No.178 全日
本病院出版会　二〇一一
　　・川島真『皮膚に聞く―からだとこころ』PHP 新書　二〇一三
　　・近藤一博「ヘルペスウイルス感染と疲労」『ウイルス』第 55 巻第
1 号　二〇〇五
　　・新村真人、山西宏一監修・編集『ヘルペスウイルス感染症』臨床
医薬研究協会　一九九八
　　・田中正利編『性感染症 STD　改訂 2 版』南山堂　二〇〇八

　　【第八章】
　　・アルフレッド・W・クロスビー（西村秀一訳）『史上最悪のインフ
ルエンザ―忘れられたパンデミック』みすず書房　二〇〇四
　　・石弘之『名作の中の地球環境史』岩波書店　二〇一一
　　・NHK「最強ウイルス」プロジェクト『NHKスペシャル最強ウイル
ス―新型インフルエンザの恐怖』NHK 出版　二〇〇八
　　・河岡義裕『インフルエンザ危機』集英社新書　二〇〇五
　　・ジョン・バリー（平澤正夫訳）『フレート・インフルエンザ』共同
通信社　二〇〇五
　　・外岡立人『豚インフルエンザの真実―人間とパンデミックの果て

なき戦い』幻冬舎新書　二〇〇九

　　・内務省衛生局編『流行性感冒―「スペイン風邪」大流行の記録』（復刻版）東洋文庫　二〇〇八

　　・速水融『日本を襲ったスペイン・インフルエンザ―人類とウイルスの第一次世界戦争』藤原書店　二〇〇六

　　・岡田春恵編著、速水融、立川昭二、田代真人著『〈増補新版〉強毒性新型インフルエンザの脅威』藤原書店　二〇〇九

　　・ピート・デイヴィス（高橋健次訳）『四千万人を殺したインフルエンザ―スペイン風邪の正体を追って』文藝春秋　一九九九

　　・マイケル・B・A・オールドストーン（二宮陸雄訳）『ウイルスの脅威―人類の長い闘い』岩波書店　一九九九

　　・山本太郎『新型インフルエンザ―世界がふるえる日』岩波新書　二〇〇六

【第九章】

　　・アービンド・シンガル、エベレッド・M・ロジャーズ（花木亨、花木由子訳）『エイズをめぐる偏見と闘い―世界各地のコミュニケーション政策』明石書店　二〇一一

　　・石弘之、田辺功、内村直之『エイズはどうなる！―予防・治療は間に合うか』朝日ブックレット　一九八七

　　・ジャック・ペパン（山本太郎訳）『エイズの起源』みすず書房　二〇一三

　　・スーザン・ソンタグ（富山太佳夫訳）『隠喩としての病い/エイズとその隠喩（始まりの本）』みすず書房　二〇一二

　　・土居洋文『なぜチンパンジーはエイズにならないか』岩波科学ライブラリー　一九九三

• ヤープ・ゴズミット（山本太郎訳）『エイズ—ウイルスの起源と進化』学会出版センター　二〇〇一

• ランディ・シルツ（曽田能宗訳）『そしてエイズは蔓延した』（上・下）草思社　一九九一

• リュック・モンタニエ（小野克彦訳）『エイズウイルスと人間の未来』科学選書　一九九八

【第十章】

• 岩田健太郎『麻疹が流行する国で新型インフルエンザは防げるのか』亜紀書房　二〇〇九

• 酒井レヅ『病が語る日本史』講談社学術文庫　二〇〇八

• 篠田達明『徳川将軍家十五代のカルテ』新潮新書　二〇〇五

• 篠田達明『病気が変えた日本の歴史』生活人新書　二〇〇四

• 鈴木則子『江戸の流行り病—麻疹騒動はなぜ起こったのか』吉川弘文館　二〇一二

【第十一章】

• ウエイン・ビドル（春日倫子訳）『ウイルスたちの秘められた生活—決定版ウイルス百科』角川文庫　二〇〇九

• 加藤茂孝『人類と感染症の歴史—未知なる恐怖を超えて』丸善出版　二〇一三

• 戸部良也『遥かなる甲子園—聞こえぬ球音に賭けた16人』双葉社　一九八七

• 中島陽一郎『病気日本史（新装版）』雄山閣　二〇〇五

• 益田昭吾『病原体はどう生きているのか』ちくま新書　一九九六

【第十二章】

• 浅野史郎『運命を生きる─闘病が開けた人生の扉』岩波ブックレット　二〇一二

• 上平憲『成人Ｔ細胞白血病（ATL）の深まる理解と新たなる謎─自然の実験系に学ぶ臨床検査医学の視点から』シスメックス　二〇一三

• 高月清編『成人Ｔ細胞白血病・リンパ腫』西村書店　一九九二

• 日沼頼夫『新ウイルス物語─日本人の起源を探る』中公新書　一九八六

• 山本直樹編『ヒトレトロウイルス研究の最前線─ヒト免疫不全ウイルスとヒトＴ細胞白血病ウイルス』シュプリンガー・フェアラーク東京　二〇〇二

• 渡邊俊樹、山口一成、上平憲編『HTLV ‐ 1（ヒトＴ細胞白血病ウイルスⅠ型）と疾患』文光堂　二〇〇七

【第十三章】

• 石原修「女工と結核」（生活古典叢書　第5巻）光生館　一九一三

• 杉田博宣『結核─よみがえる恐怖の感染症』新星出版社　二〇〇〇

• 高橋宏『疾病から文明論へ』九州大学出版会　一九九七

• エンゲルス（一条和生、杉山忠平訳）『イギリスにおける労働者階級の状態─19世紀のロンドンとマンチェスター』（上・下）岩波文庫　一九九〇

• 福田真人『結核の文化史─近代日本における病のイメージ』名古屋大学出版会　一九九五

• ルネ・デュボス（田多井吉之介訳）『健康という幻想─医学の生物

学的変化』紀伊國屋書店　一九七七

【終章】

• 飯島渉『感染症の中国史—公衆衛生と東アジア』中公新書　二〇〇九

• エド・レジス（渡辺政隆訳）『ウイルス・ハンター—CDCの疫学者たちと謎の伝染病を追う』早川書房　一九九七

• ジョーゼフ・B・マコーミック、スーザン・フィッシャー＝ホウク（武者圭子訳）『レベル4 致死性ウイルス』早川書房　一九九八

• 中島捷久、澤井仁『動物ウイルスが人間を襲う！—エイズ、鳥インフルエンザ、サーズ……』PHP研究所　二〇〇六

• ローリー・キャレット（山内一也、野中浩一、大西正夫訳）『カミング・プレイグ—迫りくる病原体の恐怖』（上・下）河出書房新社　二〇〇〇

本书是在《传染病的世界史》（洋泉社 2014 年版）的基础上，经过增补、修改而成的平装版本。

后 记

疾病环境史的挑战

笔者在做综合体检时，被要求在检查之前填写问询表，回答各种各样的提问。因为觉得填写很麻烦，所以只是简单填写了各个栏目。提交后，年轻的护士指责我说："请好好填写过去的病史。"

没办法，笔者只好认真如实地写上："疟疾四次，霍乱、登革热、阿米巴痢疾、利什曼病（黑热病）、螨虫出疹热各一次，原因不明的高烧和腹泻数次……"交给护士后，笔者又被训斥了："我很忙，请不要开玩笑！"

其实真不是开玩笑。笔者在非洲、亚马孙、婆罗洲岛等地工作了很长一段时间。本来觉得自己是很注意的了，结果却接受了各种各样的热带病的洗礼。在丛林的帐篷里发高烧而只能神志不清地躺着，坐在厕所马桶上一整晚都动不了，等等。这些经历，光是想起来就感到很痛苦。有时也不知自己是怎样死里逃生的！

写完本书的原稿刚松了一口气，西非就传来了埃博拉出血热的爆炸性新闻。刚缓过神，又听说在东京都的市中心发生了登革热。匆忙地增写了原稿。笔者在埃博拉出血热的流行地带进行调查的时候，也曾吃过路上卖的熏制猴子肉，听到埃博拉出血热的新闻时就毛骨悚然。另外，提起登革热，笔者感觉曾因登革热引起全身关节疼痛的噩梦又复苏了。

即使现在医学和公共卫生的发达值得我们夸耀，也还潜藏着毒性这样强烈的病毒。而且，这两种病毒从过去流行的时候开始，就让遗传基因发生了各种各样的变异。人类和病原体的战斗会永远持续下去，这是宿命。今后，还会有第二、第三次的埃博拉出血热疫情出现吧！阅读本书的话，应该能明白其中的理由。

笔者在过去的半个世纪里，一直致力于环境问题。最近，对环境史很感兴趣，至今为止从环境史的角度写过"文明""森林""名作""非洲""自然灾害""火山喷发""铁丝网"等有关的书。关于"疾病环境史"，以前就很想写，本书便是这方面挑战的结果。开始执笔时有着向病原体复仇的心情，然而写完后，另一种心情却油然而生，觉得它们也是和人类一样一边忍受着环境的变化，一边与人类共同进化过来的战友。

人们创造了一个引起疾病流行的环境，今后发生流行的危险性也会越来越高吧。因为以日本为代表的世界先进国家都在史无前例的人口集中化和老龄化道路上疾驰。而这两者都给传染病提供了蔓延的温床。

预计今后传染病流行的"次生灾害化"也会继续发生。无论是阪神·淡路大地震还是东日本大地震，"震灾关联死"的患者都集中在老年人身上。特别是肺炎造成的死亡引人注目。避难所的环境和过度拥挤是其主要原因。对日本未来的不安也正在高涨。不仅是正处于晚期症状的少子高龄化，更是在不久的将来会袭来的超级大地震、日益猛烈的异常气象……在此，有必要指出恶性传染病的大流行也是其中之一！

本书是在洋泉社的 WEB 杂志《历史 REAL WEB》上于 2011—2014 年间连载的基础上全面改写而完成的。简单易懂地说明医学和遗传基因相关内容是相当困难的。如果本书中有引起误解之处，笔者在此深表歉意。

最后，向从网上连载到出版一直承蒙关照的洋泉社的藤原清贵先生和喜名景一郎先生,还有帮忙收集资料的胁山真木女士,表示衷心感谢。

2014 年 11 月 20 日

石弘之

这次在角川索菲亚文库收录的时候,承蒙 KADOKAWA 文艺·纪实文学局的堀由纪子女士的关照。在此也表示衷心感谢。

本文中使用的相关人员头衔是参考文献发行时的头衔。

译后记

今天，新冠病毒仍在全球肆虐。

也许某种意义上说，与新冠病毒的战斗才刚刚开始。正如本书著者石弘之教授在前言以及中文版序中所说：

> 对于登上了地球上最高地位的人类来说，微生物几乎是唯一的天敌。同时，也是帮助我们生存的强有力的盟友。
>
> ……20 世纪是"流感的世纪"，而 21 世纪将是"冠状病毒的世纪"！我有这样的预感。

石教授撰写的《别丧！不就是传染病》在日本具有广泛影响，尤其是2020 年新冠病毒疫情袭击日本以来，长期位于日本畅销书排行榜榜首。

这本书从环境史的角度，来探讨微生物（传染病）与人类相互排斥、相互斗争、共存的壮观历史，看似可怕而又令人惊讶。阅读本书，让读者观察到一个肉眼看不见而又无处不在、与人类息息相关的巨大微生物宇宙。

作为著名的科学记者兼环境学家，石教授把那些繁多复杂的传染病史料以其独特的视角加以整理，把那些令人生畏的传染病的事件以其轻松的笔调加以叙述,把那些深奥的医学遗传学的科学问题以其简明易懂的方式加以说明。

除此以外,在这本书中,作为珍贵的第一手资料,他也描述了一些自己亲身去现场考察的经历或所见所闻,这也给读者一种切实的感受。作为联合国环境规划署和开发计划署的高级顾问,石教授去过全球130多个国家(地区),尤其踏遍了整个非洲大陆,更是多次去到环境被破坏的现场、传染病流行地区进行实地考察和调研。

可以说,正是石教授这些独特之处,使这本书更广泛地受到了读者的欢迎。

石教授的著书颇丰。至今为止正式出版了近40本学术性或通俗性的著作。当然,严格地说,这本《别丧!不就是传染病》并非一本学术著作。

在环境问题还未受到全球关注的时候,石教授就意识到全球的环境问题。早在20世纪七八十年代,他就开始陆续写作出版了关于地球环境问题的书,其中《被腐蚀的地球》《地球环境报告》《地球生态系统的危机》《地球环境报告Ⅱ》等,均在日本引起很大的反响,也向全世界敲响了全球环境问题的警钟。由于其突出贡献,石教授受到联合国的表彰而获得了联合国布尔玛奖、联合国全球500佳环境奖等。

20世纪90年代后期,石教授从知名的环境科学记者变身为从学术的角度研究环境问题的学者。在其任东京大学教授的时期,他主要为研究生讲授"环境开发/环境政策"相关的课程。他的课人气极高,大教室总是挤满来自人文理工等各个学科的学生。译者也有幸倾听了石教授的讲课。课堂上,石教授以其渊博的学识、国际化阅历和视野,把看似枯燥的内容生动有趣地展现出来,也不时自然而然地刺激学生们去深入思考问题。他提倡要从现实出发以全球视野来研究解决环境问题，强调发挥国际合作的作用。

石教授还主张"现场主义"的研究手法和研究活动，常教导他研究室的硕士、博士研究生要深入现场去发现和解决现实问题。当学生在研究选题上犹豫不决时，石教授总说："去现场看后再决定，怎样？"

讲起石教授的"现场主义"，不妨讲个译者亲历的事情。在 2011 年译者陪同石教授去湖北省利川市考察了水杉和坝漆。由于需要爬上陡峭的岩石山坡才能到达漆树现场，大家担心古稀之年的石教授体力不支，就劝他只听介绍而不要去爬山冒险。然而，石教授却执着地坚持去到现场考察。这让译者强烈地感受到石教授的"现场主义"信念的力量。顺便提一下，那次现场考察后石教授就常建议说，凡是植物专业有关的学生和研究者都应该去利川这个有着"水杉之王"的圣地"朝圣"！（注：水杉一直被认为是灭绝了的植物，日本植物学家只是最早发现了水杉化石的存在。但在 20 世纪 40 年代初期却确认了在中国利川仍有存活着的水杉树。这植物界的"水杉活化石"的发现，犹如"动物界发现恐龙还活着"似的，具有重大意义！）

也许，读者也注意到了，在本书后记的开头有个有趣的小插曲。石教授在某次体检前报告自己真实病史："疟疾四次，霍乱、登革热、阿米巴痢疾、利什曼病（黑热病）、螨虫出疹热各一次，原因不明的高烧和腹泻数次……"，而护士斥责他说："请不要开玩笑！"这里，虽然石教授幽默风趣地说出自己曾患多种传染病，但是，从他这轻松的笔调中，我们油然而生一种敬佩之情。在调研现场，如此多的"微生物"（传染病）曾"偏爱"过石教授！这些病史本身，不正好说明他是一位有着"现场主义"信念的环境学家吗？

作为一位有国际视野的环境学家，石教授也很关心中国的环境保护事业。他曾任北京大学客座教授，为中国学生介绍了国际环境开发与环境保护的手法与政策。在 SARS 流行后，他对中国也给予了更多的关注。尤其是，在这次全球新冠病毒疫情防控中，他更加有信心地认为中国今后会在全球发挥越来越重要的作用。

正如石教授在中文版序中写道：

> 了解传染病过去的历史，借鉴这次中国采取的措施中的经验教训，特别是成功的经验，与病毒继续战斗。此外，别无选择！

其实，这也正是我们翻译这本书的初衷。

最后，感谢上海人民出版社选择我们来翻译本书！也感谢有关编辑人员给予我们的具体指导和帮助！

译　者
2020 年 11 月 29 日

图书在版编目(CIP)数据

别丧！不就是传染病/(日)石弘之著；万毅,赵
一飞译.—上海：上海人民出版社,2021
ISBN 978 - 7 - 208 - 16904 - 3

Ⅰ.①别…　Ⅱ.①石…　②万…　③赵…　Ⅲ.①传染病
防治-普及读物　Ⅳ.①R183 - 49

中国版本图书馆 CIP 数据核字(2021)第 004178 号

责任编辑　冯　静　张晓婷
封面设计　树下无人

别丧！不就是传染病

[日]石弘之　著

万　毅　赵一飞　译

出　　　版　**上海人民出版社**
　　　　　　(200001　上海福建中路 193 号)
发　　　行　上海人民出版社发行中心
印　　　刷　常熟市新骅印刷有限公司
开　　　本　720×1000　1/16
印　　　张　16
插　　　页　2
字　　　数　198,000
版　　　次　2021 年 2 月第 1 版
印　　　次　2021 年 2 月第 1 次印刷
ISBN 978 - 7 - 208 - 16904 - 3/R · 67
定　　　价　68.00 元